现代临床
呼吸系统疾病

主编　杜　凯　姜晶晶　姚树鹏

黄复军　贠春梅　张海龙

上海科学普及出版社

图书在版编目（CIP）数据

现代临床呼吸系统疾病／杜凯等主编. —上海：上海科学普及出版社，2022.12
ISBN 978-7-5427-8336-3

Ⅰ.①现… Ⅱ.①杜… Ⅲ.①呼吸系统疾病–诊疗 Ⅳ.①R56

中国版本图书馆CIP数据核字（2022）第243651号

统　　筹　张善涛
责任编辑　陈星星　郝梓涵
整体设计　宗　宁

现代临床呼吸系统疾病

主编　杜　凯　姜晶晶　姚树鹏
黄复军　贠春梅　张海龙

上海科学普及出版社出版发行

（上海中山北路832号　邮政编码200070）

http://www.pspsh.com

各地新华书店经销　　山东麦德森文化传媒有限公司印刷

开本 710×1000 1/16　印张 12　插页 2　字数 215 600

2022年12月第1版　　2022年12月第1次印刷

ISBN 978-7-5427-8336-3　定价：128.00元

本书如有缺页、错装或坏损等严重质量问题
请向工厂联系调换

联系电话：0531-82601513

前言

Foreword

　　呼吸系统疾病是危害我国人民健康的常见病、多发病，我国广大农村群众因呼吸系统疾病致死者占各种疾病的首位；在城市，因呼吸系统疾病而死亡的人数排名第三。更应引起重视的是，由于大气污染、吸烟、人口老龄化及其他因素，导致国内外的支气管哮喘、肺癌、肺部弥散性间质纤维化，以及肺部感染等疾病的发病率、死亡率持续上升。因此，提高人民群众的健康保护意识和医务人员的疾病防治水平已经成为当前的重要任务。为了满足广大人民群众对健康知识的需求，以及对呼吸系统疾病了解的愿望，我们特组织一批专家，在总结临床实践经验的基础上编写了这本《现代临床呼吸系统疾病》。

　　本书紧密贴合临床实际，简要介绍了呼吸系统疾病的常见症状，将重点放在呼吸系统常见感染性、循环性、弥漫性及肉芽肿疾病的讲解，针对疾病的病因病机、临床表现、实验室检查、诊断与鉴别诊断，以及治疗与预后等方面进行细致阐述。本书内容精炼、逻辑清晰，注重科学性与规范性的统一，实现了理论与实践、局部与系统的高度结合，能够很好地提高呼吸内科临床工作者的专业理论水平和临床实践能力，可作为临床医师和在校学生的参考资料，具有很强的临床实用性。

　　编写本书时，我们参考了国内外最新、最权威的相关专业书籍，对临床的每一工作环节、每一步骤或每一具体操作的内容、特点、要求及方法都进行了严格地把控,保证内容系统全面、规范实用。然而,由于各位编者的临床经验及编写风格有所差异,加之时间仓促,本书难免存在不足之处,希望各位读者批评指正,以期再版时进一步修订完善。

《现代临床呼吸系统疾病》编委会

2022 年 10 月

目 录

Contents

第一章

呼吸系统疾病的常见症状

第一节 发 热

正常人的体温受体温中枢调控,并通过神经、体液因素使产热和散热过程呈动态平衡,保持体温在相对恒定的范围内。当机体在致热源作用下或各种原因引起体温调节中枢的功能障碍时,体温升高超出正常范围,称为发热。

一、发生机制

在正常情况下,人体的产热和散热保持动态平衡。由于各种原因导致产热增加或散热减少,则出现发热。多数患者的发热是由于致热源所致,致热源包括外源性和内源性两大类。

(一)外源性致热源

微生物病原体及其产物、炎症渗出物、无菌性坏死组织、抗原抗体复合物等,不能直接作用于体温调节中枢,而是通过激活血液中的中性粒细胞,嗜酸粒细胞和单核、吞噬细胞系统,使其产生并释放内源性致热源,引起发热。

(二)内源性致热源

其又称白细胞致热源,如 IL-1、肿瘤坏死因子(TNF)和干扰素等。

(三)非热源性发热

非热源性发热见于体温调节中枢直接受损,引起产热过多或散热减少疾病等。

二、病因和分类

(一)感染性发热

各种病原体如病毒、细菌、支原体、立克次体、螺旋体、真菌、寄生虫等引起的感染,无论是急性、亚急性或慢性、局部或全身性,均可出现发热。

(二)非感染性发热

主要有以下几类原因。

1.细菌性坏死物质的吸收

(1)机械、物理或化学性损害,如大手术后组织损伤、内出血、大出血、大面积烧伤等。

(2)因血管栓塞或血栓形成而引起心肌、肺等内脏梗死或肢体坏死。

(3)坏死组织与细胞破坏,如癌、白血病、淋巴瘤、溶血反应等。

(4)抗原-抗体反应,如风湿热、血清病、药物热、结缔组织病等。

2.分泌代谢障碍

如甲状腺功能亢进、重度脱水等。

3.皮肤散热减少

如广泛性皮炎、鱼鳞病等,一般为低热。

4.体温调节中枢功能紊乱

(1)物理性:中暑等。

(2)化学性:重度安眠药中毒等。

(3)机械性:脑出血等。

高热无汗是这类发热的特点。

5.自主神经功能紊乱

由于自主神经功能紊乱,影响正常的体温调节过程,使产热大于散热过程,体温升高,多为低热。

三、临床表现

(一)发热的分度

按发热的高低可分为 4 种。低热:37.3～38 ℃;中等度热:38.1～39 ℃;高热:39.1～41 ℃;超高热:41 ℃以上。

(二)发热的临床过程及特点

1.体温上升期

常伴有疲乏无力,肌肉酸、皮肤苍白、畏寒或寒战等现象。体温上升有两种方式。

(1)骤升型:体温在几小时内达 39～40 ℃,常伴有寒战。见于疟疾、大叶性肺炎、败血病、流行性感冒、急性肾盂肾炎、输液或某些药物反应。

（2）缓升型：体温逐渐上升，在数天内达高峰，多不伴寒战。如伤寒、结核病等。

2.高热期

此期是指体温上升达高峰之后保持一定时间，持续时间长短可因不同病因而有差异。如疟疾可持续数小时，大叶性肺炎、流行性感冒可持续数天，伤寒则可为数周。

3.体温下降期

由于病因的消除，致热源的作用逐渐减弱或消失，体温中枢的体温调定点逐渐降至正常水平，产热相对减少，散热大于产热，使体温降至正常水平。此期表现为出汗多，皮肤潮湿。体温下降有两种方式。

（1）骤降：体温于数小时内迅速降至正常，有时略低于正常，常伴有大汗淋漓，常见疟疾、急性肾盂肾炎、大叶性肺炎及输液反应。

（2）渐降：体温在数天内逐渐降至正常，如伤寒、风湿热等。

四、热型及临床意义

(一)稽留热

体温恒定地维持在 39～40 ℃，达数天或数周。24 小时内体温波动范围不超过 1 ℃。常见于大叶性肺炎、斑疹伤寒及伤寒高热期。

(二)弛张热

弛张热又称败血症热型，体温常在 39 ℃以上，波动幅度大，24 小时内波动范围超过 2 ℃，但都在正常水平以上。常见于败血症、风湿热、重度肺结核及化脓性炎症等。

(三)间歇热

体温骤升达高峰后持续数小时，又迅速降至正常水平，无热期（间歇热）可持续 1 天至数天，如此高热期与无热期反复交替出现。见于疟疾、急性肾盂肾炎等。

(四)波状热

体温逐渐上升达 39 ℃或以上，数天后又逐渐下降至正常水平，持续数天后又逐渐升高，如此反复多次。常见于布鲁菌病。

(五)回归热

体温急骤上升至 39 ℃以上，持续数天后又骤然下降至正常水平。高热期与无热期各持续若干天后规律交替一次。可见于回归热、霍奇金病等。

(六)不规则热

发热的体温曲线无一定规律,可见于结核病、风湿热、支气管肺炎、渗出性胸膜炎等。

五、伴随症状

发热伴随的症状因病因不同而有所差别,其中寒战、结膜充血、淋巴结肿大、单纯疱疹、肝大、脾大、出血、关节肿痛、皮疹等较为常见,老年患者即使因普通感冒发热也可导致昏迷。因此,对发热的高龄患者要严密观察伴随症状。

六、治疗

(一)物理降温

体温 39 ℃以上时应给予物理降温。物理降温 30 分钟后测体温。持续冷敷物理降温者,应保留一侧腋下勿置冰袋,或选择测量肛温,以保证测量体温的准确性。具体方法如下。

1.头部冷敷

用冷毛巾及冰帽放于头部,同时也可将冰袋放于腋窝、腹股沟等血管丰富处。冷敷时需注意防止冻伤,尤其应用冰袋时,要经常更换冷敷部位,冰袋须用干毛巾或干敷料包裹,以防局部冻伤。

2.酒精或温水擦浴

用30%~50%酒精擦浴或用32~34 ℃温水擦浴以助蒸发散热。擦浴时,注意保暖,可分部位擦拭,其余部位盖好衣被,防止着凉,加重感冒。如周围循环不良者,应在擦浴过程中,以热水袋置于足底部。

3.冷盐水或温水灌肠

可根据病情遵医嘱给予冷盐水灌肠或温水灌肠。

(二)加强营养和体液的补充

高热患者应给予高热、高蛋白、高维生素、低脂肪易消化的流质或半流质饮食,保证每天总热量不低于 12 552 kJ。鼓励患者多饮水,必要时静脉输液,24 小时进入液体量约 3 000 mL,以防患者脱水,促进毒素和代谢产物的排除。

第二节 胸　痛

一、病因和机制

(一)胸壁疾病

胸壁疾病如皮下蜂窝织炎、带状疱疹、肋间神经炎、非化脓性肋软骨炎(Tietze病,第一和第二肋软骨疼痛肿胀)、流行性胸痛、肌炎和皮肌炎、肋骨骨折、强直性脊柱炎、颈椎病、急性白血病、多发性骨髓瘤等,这些疾病累及或刺激了肋间神经和脊髓后根传入神经引起疼痛。

(二)胸腔内脏器疾病

胸腔内脏器疾病主要通过刺激支配心脏和大血管的感觉神经、支配气管、支气管和食管迷走神经感觉纤维引起胸痛,累及胸膜的病变则主要影响壁层胸膜的痛觉神经(来自肋间神经和膈神经)。

1.心血管疾病

心血管疾病包括心绞痛、急性心肌梗死、心肌炎、急性心包炎、肥厚性心肌病、主动脉瘤、夹层动脉瘤、肺栓塞、肺梗死、心脏神经官能症等。

2.呼吸系统疾病

呼吸系统疾病包括胸膜炎、胸膜肿瘤、气胸、血胸、血气胸、肺炎、肺癌等。

3.纵隔疾病

纵隔疾病包括纵隔炎、纵隔气肿、纵隔肿瘤、反流性食管炎、食管裂孔疝、食管癌等。

(三)其他相邻部位疾病

其他相邻部位疾病包括肝脓肿、膈下脓肿、肝癌、脾梗死等。膈肌中央部位的感觉神经由膈神经支配,而外周部位由肋间神经支配,其感觉中枢分别位于$C_{3,4}$和$T_{7\sim12}$,腹腔脏器的病变刺激或影响膈肌可以引起疼痛,同时疼痛还可放射至肩部或下胸部等部位。

二、诊断和鉴别诊断

要注意询问病史,了解胸痛部位、性质、持续时间、影响因素和伴发症状。

(一)根据胸痛部位鉴别

胸壁疾病引起的疼痛常局限,有明显的压痛点,可伴有红、肿、热。带状疱疹的疼痛沿肋间神经走行,常伴有局部皮肤疼痛和异常敏感。Tietze 病的肋软骨疼痛常侵犯第一、二肋软骨,在胸壁呈单个或多个隆起。食管和纵隔疾病的疼痛主要在胸骨后,食管疾病时胸痛可能与进食有关。夹层动脉瘤破裂引起的疼痛常在胸部中间,可向下放射。胸膜炎的疼痛常发生在腋前线与腋中线附近,与呼吸有关。心绞痛和心肌梗死的疼痛则在胸骨后和心前区,可放射至左肩、左臂内侧,达无名指和小指。肺上沟癌引起的疼痛以肩部为主,可向上肢内部放射。

(二)根据胸痛性质和特征鉴别

1.根据疼痛发生的时间

急性或突然发生的胸痛常见于急性心肌梗死、肺栓塞、气胸、动脉瘤破裂等。

2.根据与体位的关系

食管炎引起烧灼痛,饱餐后和仰卧位时加重,服用抗酸药和胃肠动力药后可缓解。而心包炎引起的疼痛,于卧位时加重,坐起或身体前倾时减轻。

3.根据疼痛的特征

心绞痛为闷痛伴有窒息感,休息或含硝酸甘油可以缓解,而心肌梗死的疼痛则更为剧烈,伴有恐惧和濒死感,同时有大汗、血压下降和休克。肋间神经痛为阵发性灼痛和刺痛。胸膜疼痛常在深呼吸和咳嗽时加重。

4.根据伴发症状

严重肺炎、肺栓塞、气胸引起的疼痛可伴有呼吸困难。夹层动脉瘤破裂和大块肺栓塞时也可出现血压下降或休克。心包炎、胸膜炎、肺脓肿和肺炎常伴有发热。食管疾病所致胸痛可伴有吞咽困难。肺梗死和肺癌的胸痛可有咯血或痰中带血。带状疱疹发生时,在胸壁出现沿肋间神经分布的成簇水疱,疱疹不越过体表中线。肺上沟癌出现胸肩部疼痛,可伴有霍纳综合征。结核性胸膜炎引起的胸痛可伴有结核中毒症状。

第三节 呼 吸 困 难

一、定义

呼吸困难是一种觉得空气不足、呼吸费力和胸部窒息的主观感觉,或者患者主观感觉需要增加呼吸活动即为呼吸困难。由于呼吸困难只是一种主观感觉,在出现呼吸急促、端坐呼吸、鼻翼翕动、辅助呼吸肌参与、发绀或间歇性呼吸等体征前,检查者不一定能发现,或者需要通过一些检查进行鉴别和证实。

二、分级

呼吸困难严重度的评价,可分为 4 级。①Ⅰ级:在生理活动下无呼吸困难。②Ⅱ级:在重体力活动如上楼时出现呼吸困难。③Ⅲ级:在轻体力活动下如平地步行出现呼吸困难。④Ⅳ级:静息时即有呼吸困难。

三、病因和机制

可分为肺外因素、呼吸系统和心血管系统疾病引起的呼吸困难,以后两者更为常见。

(一)肺外因素引起的呼吸困难

肺外因素引起的呼吸困难主要包括缺氧、机体氧耗量增加、贫血、中毒、药物作用、神经精神性因素等,较为常见的有以下几种。

1.氧耗量增加

机体氧耗量增加,如较强的体力活动、发热、甲亢等。

2.急性和慢性贫血

贫血和大量失血、休克可引起红细胞携氧减少,导致血氧含量下降,组织供氧不足,刺激呼吸中枢引起呼吸困难。

3.中毒性呼吸困难

中毒性呼吸困难包括各种原因引起的酸中毒和药物及化学物质中毒。酸中毒主要是通过刺激颈动脉窦和主动脉体化学感受器作用或直接作用于呼吸中枢,引起深大呼吸,增加肺泡通气,比如糖尿病酮症酸中毒时的库斯莫尔呼吸。一些化学毒物可以作用于血红蛋白,使其失去携带氧的能力,造成组织缺氧,引起呼吸困难,比如一氧化碳中毒时形成的碳氧血红蛋白,亚硝酸盐和苯胺中毒时形成的高铁血红蛋白等。氰化物中毒时,氰离子可以与细胞色素氧化酶中的三价铁结合,抑制细胞呼吸功能,导致组织缺氧引起呼吸困难。吗啡类药物、巴比妥类等镇静安眠药物中毒时,可以直接抑制呼吸中枢,使呼吸浅而慢,肺泡通气量减少,造成缺氧和二氧化碳潴留。

4.神经精神性呼吸困难

神经精神性呼吸困难包括颅脑器质性疾病和精神或心理疾病引起的呼吸困难。各种颅脑疾病,如脑血管病、颅脑外伤、脑炎、脑膜炎、脑脓肿和脑肿瘤等,可因颅内压升高影响呼吸中枢,使呼吸中枢兴奋性降低,引起呼吸困难,并常出现呼吸节律异常。心身性疾病包括癔症和神经症,这类患者常可感觉胸闷、气短。高通气综合征是由于通气过度超过生理代谢所需而引起的一组症状,表现呼吸困难、气短、憋气等,不伴有相应的器质性原因,症状的发生与呼吸控制系统异常、自主呼吸调节丧失稳定性有关。

5.其他肺外疾病引起的呼吸困难

(1)空气氧含量下降:在海拔 3 000 m 以上,即使在静息状态下也会出现低氧血症,在海拔 3 500～5 500 m 时,在静息时也可出现中重度低氧血症,在这种情况下,代偿性过度通气也不能满足机体需要,从而出现呼吸困难。

(2)睡眠呼吸暂停综合征:是睡眠中反复出现的呼吸停止,既可因上气道部分阻塞引起,也可因中枢调节异常造成,常伴有打鼾和白日嗜睡,需进行血氧检测和多导睡眠仪诊断。

(二)呼吸系统疾病引起的呼吸困难

1.上气道疾病

如急性喉炎、喉头水肿、白喉、喉癌等,有时甲状腺肿大也会压迫气管。

2.气管疾病

如异物和肿瘤阻塞气道、急慢性支气管炎、支气管哮喘、慢性阻塞性肺疾病(COPD)、重症支气管扩张、弥漫性泛细支气管炎、支气管肺癌、纵隔肿瘤压迫气管等。

3.肺实质疾病

如肺炎、重症肺结核、肺脓肿、肺气肿、肺不张、肺尘埃沉着病、弥漫性肺间质疾病、肺囊性纤维化、急性呼吸窘迫综合症(ARDS)等。

4.胸廓和胸膜疾病

如气胸、大量胸腔积液、广泛胸膜肥厚、间皮细胞瘤、胸廓外伤和严重畸形等。

5.神经肌肉疾病累及呼吸肌或药物引起呼吸肌麻痹

如运动神经元病、吉兰-巴雷综合征、重症肌无力、肌松药引起呼吸肌无力等。

6.膈肌运动障碍

如横膈麻痹、大量腹水、腹腔巨大肿瘤、胃扩张、妊娠晚期等。双侧膈肌麻痹可导致吸气时上腹运动和膈肌运动相反,引起呼吸困难,甚至严重的通气障碍。创伤($C_{3\sim5}$横切伤)和感染(脊髓灰质炎)也可引起吸气时膈肌反向上移。

7.肺血管疾病

如肺动脉高压、肺栓塞、原发性肺动脉闭塞等。较大的肺栓塞可引起反射性支气管痉挛,血栓本身释放 5-羟色胺、缓激肽和组胺等也促使气道收缩,栓塞后肺泡表面活性物质减少,肺顺应性下降,均使肺通气量减少;栓塞部分可形成无效腔样通气,未栓塞部分的肺血流相对增加,导致通气血流比例失调,可引起呼吸困难和低氧血症。原发性肺动脉高压时,心排血量下降、肺通气血流比例失调和每分通气量下降等因素可引起劳力性呼吸困难。

(三)心血管系统疾病引起的呼吸困难

各种原因引起的心力衰竭、心包积液或心包缩窄等以及输液过多和过快,均可引起心源性呼吸困难。由于左心搏出量减少,引起肺淤血,导致肺间质水肿,弥散功能下降;急性肺水肿伴肺泡渗出增多,可引起肺顺应性下降,同时呼吸道阻力也会增加;输液过多和过快可以引起肺血管静水压增高。以上情况发生时,也会引起呼吸困难。

四、临床表现

(一)肺源性呼吸困难

根据临床表现可分为以下几种。

1.吸气性呼吸困难

吸气性呼吸困难特点为吸气困难,伴有干咳,重者可出现吸气时胸骨上窝、锁骨上窝和肋间隙明显凹陷,即"三凹征",可有高调吸气性喉鸣,提示喉、气管和大气道阻塞和狭窄,如突然出现,要考虑各种原因引起的喉头水肿和喉痉挛,伴有发热且出现较快,可能为急性喉炎或白喉,逐渐出现要考虑喉部肿瘤。

2.呼气性呼吸困难

呼气性呼吸困难特点是呼气费力,呼气时间延长,常伴有干啰音或哮鸣音。主要见于下呼吸道阻塞的疾病,由于小支气管痉挛和狭窄、肺组织弹性减弱引起呼吸困难,如急性细支气管炎、支气管哮喘、COPD、过敏性支气管肺曲菌病(ABPA)等。

3.混合性呼吸困难

吸气、呼气都有困难。可见于广泛的肺间质和肺实质疾病、胸廓和胸膜疾病、神经肌肉疾病等。呼吸频率可以变浅快,并可听到病理性呼吸音。

(二)心源性呼吸困难

左心功能不全引起呼吸困难的特点为活动和仰卧位明显,休息和坐位时减轻,严重者可出现粉红色泡沫痰、大汗,双肺底部可闻及吸气末细湿啰音,有时可出现哮鸣音等。由于坐位可以使回心血量减少,减轻肺淤血,同时还可以使膈肌降低,增加 10%～30% 的肺活量,因此在病情较重者,常被迫采用端坐呼吸。有的患者可出现夜间阵发性呼吸困难,在睡眠中被迫坐起,惊恐不安,伴有咳嗽,轻者数分钟或数十分钟可以缓解,重者则可出现上述严重症状。

(三)中毒性呼吸困难

因酸中毒所致者多为深大呼吸,根据病因不同呼出气可有尿(氨)味(尿毒症)或烂苹果味(糖尿病酮症酸中毒)。如果镇静药或安眠药中毒抑制了呼吸中枢,则呼吸困难表现为呼吸浅表、缓慢,可有节律异常。

(四)中枢性呼吸困难

中枢性呼吸困难由颅内压升高或呼吸中枢抑制引起,表现为呼吸浅慢或呼吸过快和过慢交替、呼吸暂停,比如潮式呼吸、间停呼吸等。

(五)癔症患者呼吸困难

癔症患者呼吸困难常表现为呼吸浅表、频数,常因过度通气出现呼吸性碱中毒表现,如口周和肢体麻木、手足搐搦等,神经症患者有时可出现叹息样呼气,长出气后自觉好转。高通气综合征患者的临床症状可涉及多个系统,包括胸闷、气短和呼吸困难,同时可有头晕、头昏、心慌心悸、焦虑等,常为深快呼吸,可由过度通气激发试验诱发。

五、诊断和鉴别诊断

由于呼吸困难存在器质性和心因性原因,因此,要仔细问诊进行鉴别,同时还要根据一些实验室检查结果综合分析。

(一)根据呼吸困难发生时间的长短鉴别

1.急性发生的呼吸困难

急性发生的呼吸困难可见于气管异物、喉头水肿、支气管哮喘、肺栓塞、气胸、急性呼吸窘迫综合征、急性左心功能不全、高通气综合征等。

2.慢性发生(逐渐发生)的呼吸困难

慢性发生的呼吸困难见于支气管炎、肺炎、COPD、胸腔积液、肺不张、肺癌、弥漫性肺间质疾病、结节病、肺血管炎、弥漫性泛细支气管炎、肺尘埃沉着病、肺动脉高压、神经肌肉疾病等。

(二)根据肺功能检查结果鉴别

1.阻塞性通气功能障碍

指气道阻塞引起的通气障碍,原则上以第一秒用力肺活量占用力肺活量(FVC)预计值百分比下降为标准。可见于支气管哮喘、支气管扩张症、COPD、闭塞性细支气管炎伴机化性肺炎。

2.限制性通气功能障碍

限制性通气功能障碍指胸肺扩张受阻引起的通气障碍,主要表现为用力肺活量明显下降。可见于重症肌无力、胸腔积液、气胸、间质性肺疾病、肺不张等。

3.混合性通气功能障碍

兼有阻塞和限制两种表现。

(三)根据伴发症状鉴别

1.伴胸痛

见于肺炎、肺栓塞、胸膜炎、气胸、急性心肌梗死、肺癌等。

2.伴咳嗽、咳痰

见于慢性支气管炎、COPD、肺脓肿等。

3.伴发热

见于肺炎、胸膜炎、肺脓肿等。

4.伴意识障碍

可见于脑血管意外、急性中毒、肺性脑病等。

5.伴咯血

可见于肺结核、肺癌、支气管扩张等。

(四)其他

还要注意询问患者的职业接触史、药物使用史、有无诱发因素、与体位和活动的关系及其他疾病史等。

第四节 咳 嗽

一、概述

咳嗽是一种突然的、暴发式的呼气运动,有助于清除气道内的分泌物或异物,其本质是一种保护性反射。咳嗽分为干咳和有痰的咳嗽(或称湿性咳嗽)。咳痰是借助气管支气管黏膜上皮细胞的纤毛运动、支气管平滑肌的收缩及咳嗽时的用力呼气将气道内的痰液排出的过程。

咳嗽反射的反射弧构成包括以下环节。

(一)神经末梢感受器

引发咳嗽的感觉神经末梢多分布于咽部和第二级支气管之间的气管和支气管黏膜。其他部位如咽部、喉部、肺组织、胸膜甚至外耳道都有咳嗽感受器的分布。分布于上呼吸道的神经末梢对异物敏感,属于机械感受器,而分布在较小气道内的神经末梢对化学物质,尤其是对有毒的化学物质敏感,属于化学感受器。分布在气管支气管树中的神经上皮可以延伸到细支气管和肺泡,但是一般认为肺泡中分布的神经感受器不会引起咳嗽。当肺泡中产生的分泌物到达较小的支气管时才会引起咳嗽。

(二)传入神经

引起咳嗽的刺激通过迷走神经、舌咽神经、三叉神经和膈神经等传入。其中迷走神经传导的刺激来源于咽、气管、支气管和胸膜。舌咽神经传导来自喉部的刺激。三叉神经则主要是鼻和鼻窦。膈神经传导来自心包和膈的刺激。

(三)咳嗽中枢

位于延脑。

(四)传出神经

舌下神经、膈神经和脊神经。

(五)效应器

膈肌和其他呼吸肌。

咳嗽的具体过程依次为吸气、声门紧闭、呼气肌快速收缩在肺内产生高压,然后声门突然开放、气体快速从气道中暴发性的呼出,通过这种方式带出气道中的物质。

引起咳嗽的 3 种常见刺激类型为物理性、炎症性和心因性。物理性刺激有吸入烟雾、颗粒、气道内新生物或气管支气管外压迫、肺纤维化和肺不张所致的气道扭曲等。炎症性刺激包括气道炎症、气道和肺实质渗出物等。心因性刺激是由中枢神经系统直接兴奋咳嗽中枢后发放冲动形成,无外周感受器传入的具体刺激。

咳嗽是否有效取决于咳嗽反射通路中各个部分的功能是否正常及发生咳嗽时的肺内气体量。镇静药或麻醉剂可以削弱咳嗽感受器的敏感性;神经肌肉病变可以损害咳嗽反射的通路以致患者不能有效地咳嗽。气管插管或切开时,由于声门无法闭合,不能在肺内形成足够的高压,也会影响咳嗽的效果。另外,通气功能损害(COPD、胸廓畸形等)、黏膜纤毛运动障碍及痰液黏稠等都会使患者的气道廓清能力减弱。

剧烈的咳嗽会对患者的日常生活和睡眠造成很大的影响。剧烈而持久的咳嗽可能会造成患者胸壁软组织的损伤,甚至肋骨骨折。剧烈的咳嗽还可引起胸膜腔内压显著增加,某些患者可出现咳嗽性晕厥。

二、常见病因

心、肺疾病是咳嗽最常见的病因,包括急慢性呼吸系统感染、非感染性呼吸系统疾病、心血管疾病等。另外,咳嗽的病因还包括药物、理化刺激和焦虑症等。

(一)呼吸系统感染

各种病原微生物或寄生虫等引起的呼吸系统感染均可引起咳嗽。包括急慢性上呼吸道感染、急性气管支气管炎、肺炎、COPD 急性加重、支气管扩张、肺脓肿、胸膜炎、肺结核、肺部真菌感染、寄生虫病等。

(二)非感染性呼吸系统疾病

哮喘、慢性支气管炎、气道异物、嗜酸性粒细胞性支气管炎(EB)、过敏性鼻炎、支气管肺癌、间质性肺病、肺血管疾病(如肺栓塞)等。

(三)其他

肺水肿(心力衰竭、肾衰竭)、结缔组织病、胃食管反流等;药物所致咳嗽(ACEI 类、β 受体阻滞药);心因性咳嗽(焦虑症等)。

三、咳嗽的病因诊断

询问患者的病史对病因诊断具有重要意义,80% 的患者可以通过问诊获得较为明确的诊断或为获得明确诊断提供重要的线索。详细的病史采集和体格检查(重点在上呼吸道、肺和心脏)后,再根据可能的病因选择影像学、肺功能等有针对性的检查。

(一)病史采集

1.咳嗽的病程

掌握咳嗽的病程是了解咳嗽病因的重要因素。根据咳嗽发生的时间可将咳嗽以下几种。①急性咳嗽:<3周;②亚急性咳嗽:持续时间3~8周;③慢性咳嗽:病程超过8周。咳嗽的病程不同,引起咳嗽的常见疾病构成也各不相同(X线胸片正常的咳嗽的常见病因见表1-1)。急性起病的咳嗽往往提示急性呼吸道感染,持续存在的咳嗽则提示患者有慢性疾病,反复发生的、冬春季加重的咳嗽是慢性支气管炎诊断的重要线索。

表1-1　X线胸片正常的咳嗽的常见原因

分类	时间	常见病因
急性咳嗽	<3周	普通感冒
		急性气管支气管炎
		急性鼻窦炎
		慢性支气管炎急性发作
		哮喘
亚急性咳嗽	3~8周	感染后咳嗽(又称感冒后咳嗽)
		细菌性鼻炎
		哮喘
慢性咳嗽	>8周	咳嗽变异型哮喘(CVA)
		上气道咳嗽综合征(UACS)
		嗜酸性粒细胞性支气管炎(EB)
		胃食管反流性咳嗽(GERC)
		慢性支气管炎
		支气管扩张
		支气管内膜结核
		变应性咳嗽(AC)
		心因性咳嗽

2.咳嗽的诱因

接触冷空气、异味或运动时出现咳嗽常见于哮喘、变应性咳嗽(AC)。

3.咳嗽本身的特点

发生于上呼吸道和大气道疾病的咳嗽,往往是一种短促的刺激性咳嗽。鼻后滴流引起的咳嗽,常常被描述为清喉的动作,是一种短促而频繁的干咳,或告之有来自后鼻腔的分泌物。发生于较小气道和肺部病变的咳嗽则往往是深在的、非刺激性咳嗽。

4.干咳

干咳常常是急性上、下呼吸道感染最开始的表现。吸入刺激性烟雾或异物也可以引起持续性干咳。临床上持续干咳的常见原因有感染后咳嗽、咳嗽变异型哮喘(CVA)、上气道咳嗽综合征(UACS)、嗜酸性粒细胞性支气管炎(EB)、胃食管反流性咳嗽(GERC)、服用血管紧张素转换酶抑制药(ACEI)类药物、支气管内肿物或肺淤血等疾病。少见的原因包括气管或支气管外的压迫,特别是纵隔肿物或主动脉瘤;慢性肺间质病变,尤其是各种原因所致的肺间质纤维化也常常表现为持续性干咳。胸膜病变是干咳的原因之一。

5.咳痰及痰的性状

脓性痰常常是气管支气管树和肺部感染的可靠标志。急性疾病有咳痰时,痰液性状常常对诊断有提示作用。如铁锈色痰可见于肺炎球菌肺炎,砖红色胶冻样痰见于肺炎克雷伯杆菌感染,带有臭味的脓性痰常常见于厌氧菌感染,如吸入性肺脓肿。慢性支气管炎缓解期痰液的外观为白色,黏液性,合并急性感染后痰液常常变为黄绿色,剧烈咳嗽有时可以痰中带血。黏液性痰对诊断帮助不大,任何原因所致的长期支气管刺激都可以产生黏液样痰。持续性脓性痰见于支气管扩张和慢性肺脓肿等慢性化脓性肺部疾病,痰液往往较多,留置后可出现分层,上层为泡沫,中层为半透明的黏液,下层为坏死性物质。粉红色泡沫样痰见于急性左心衰竭。大量白色泡沫样痰是细支气管肺泡癌一种少见但有特征性的表现。

6.一天之中咳嗽发生的时间

慢性支气管炎、慢性肺脓肿、空洞性肺结核、支气管扩张等疾病的咳嗽、咳痰经常发生于早晨起床时。由于夜间潴留在支气管树中的分泌物较多,晨起时体位发生改变,分泌物会刺激气管支气管黏膜产生咳嗽和咳痰。肺淤血、CVA 的咳嗽往往在夜间发生,咳嗽常常会使患者醒来。其中肺淤血所致的咳嗽在患者坐起后可明显缓解。在某些特定体位才出现的咳嗽见于带蒂的气道内肿瘤。进食时出现咳嗽提示吞咽机制紊乱(常常由脑血管病变引起)、食管憩室炎或食管支气管瘘。

7.伴随症状的问诊

咳嗽伴发热多见于急性气管支气管炎、肺部感染、胸膜炎等感染性疾病;部分患者可自觉有哮鸣音,常见于哮喘气道狭窄(如气道内肿物)。

8.既往病史的询问

有无慢性肺部疾病(包括肺结核)、鼻炎和鼻窦炎、心脏病、高血压、糖尿病、结缔组织病、过敏史,有无呼吸道传染病接触史等。

9.个人史的询问

询问患者的吸烟史对病因诊断有重要意义,长期吸烟史不但有助于慢性支气管炎的诊断,而且对于肺癌的诊断有提示意义。需要特别注意的是,慢性咳嗽患者如果咳嗽的性质发生了改变,要注意肺癌发生的可能,尤其是长期吸烟者。职业病史(刺激性气体、毒物或粉尘接触史)。环境中是否存在变应原或刺激性物质(宠物、花草、家居装修情况)等。

10.诊疗情况的询问

是否进行血常规、胸片、CT 等胸部影像学检查,肺功能(舒张试验或激发试验)、支气管镜、皮肤变应原试验、心电图、超声心动图等检查。有无使用抗生素和镇咳药物、平喘药、吸入激素、抗过敏药等,疗效如何。有无使用 ACEI 类药物、β 受体阻滞药等。

(二)体格检查

进行常规体格检查时,除关注心、肺疾病外,需要特别关注的情况有鼻和鼻窦的检查(注意有无鼻塞、鼻窦压痛等,必要时请耳鼻喉科医师进行专科检查)、咽后壁情况(黏膜鹅卵石样改变是诊断上气道咳嗽综合征的重要线索)、有无杵状指(常见于慢性化脓性肺部疾病,如支气管扩张、肺脓肿等,也见于部分肺间质疾病或支气管肺癌)等。

(三)相关辅助检查

下述诊断措施有助于明确咳嗽的病因,可选择性使用。

1.影像学检查

胸片仍然是最常采用的检查手段,对于明确肺实质、间质病变,胸膜病变等的诊断具有重要的参考价值和除外诊断的意义。对于病因不明的咳嗽,时间超过3周者应考虑胸片的检查。胸部 CT 有助于发现 X 线胸片不能很好显示的隐蔽部位的肺部病变、纵隔病变,高分辨率 CT(HRCT)对于支气管扩张和间质性肺病具有重要的诊断价值。鼻窦 CT 对鼻窦炎的诊断非常重要。

2.肺功能检查

常规通气功能检查＋舒张试验对支气管哮喘和 COPD 的诊断具有重要的价值,同时有助于较早发现上气道病变。支气管激发试验阳性对 CVA 具有重要的诊断价值。

3.诱导痰检查

对于慢性咳嗽患者,利用超声雾化吸入高渗盐水的方法进行痰液诱导,并进行其白细胞分类,对诊断 EB 具有重要意义,也可用于支气管结核和支气管肺癌的检查。

4.支气管镜检查

支气管镜可有效发现气管支气管腔内病变,如肿瘤、异物、黏膜病变等。

5.食管 24 小时 pH 监测

其是目前诊断 GERC 最有效的方法。

6.耳鼻喉相关检查

耳鼻喉检查包括鼻咽镜、纤维喉镜等,对明确上呼吸道病变有意义。

7.有关过敏性疾病的检查

过敏性疾病的检查对 CVA 和 AC 的诊断有意义,包括外周血嗜酸性粒细胞计数,皮肤变应原试验(SPT)、IgE 和特异性 IgE 测定等。

8.咳嗽敏感性检查

通过雾化使受试者吸入一定量的刺激物气雾溶胶颗粒而诱发咳嗽,并以咳嗽次数作为咳嗽敏感性的指标。常用辣椒素吸入进行咳嗽激发试验。咳嗽敏感性增高常见于 AC、EB、GERC。

四、引起咳嗽的常见疾病

(一)急性咳嗽

普通感冒即急性鼻炎,是引起急性咳嗽的常见病因。临床表现为鼻塞、流涕、打喷嚏和鼻后滴流等鼻部炎症症状,常常有咽喉部刺激感或不适,可有或无发热。常见病因为病毒感染。治疗无须使用抗生素,以对症治疗为主。常用治疗药物为含有退热药物、减充血剂、第 1 代抗组胺药物(H_1 受体拮抗药)和镇咳药物等不同成分组成的 OTC 感冒药物。但也有研究显示,对于卡他和打喷嚏等症状,各种类型的抗组胺药物在疗效之间并无显著性差异,而且第 1 代抗组胺药有镇静的不良反应。

(二)亚急性咳嗽

感染后咳嗽是引起亚急性咳嗽的常见病因。患者在发生急性上呼吸道感染后持续咳嗽超过 3 周时，应考虑感染后咳嗽。感染后咳嗽常呈自限性，持续时间一般不超过 8 周，多属于亚急性咳嗽。发生机制可能和感染后出现气道高反应性、黏液分泌过多等有关。咳嗽持续 8 周以上者需要除外 UACS、CVA 和 GERC 等的可能。患者常常对抗菌治疗无反应，可短期应用 H_1 受体拮抗药及中枢性镇咳药。吸入异丙托溴铵有可能减轻咳嗽症状。少数顽固性咳嗽患者在上述治疗无效时可试用吸入或者口服糖皮质激素（10～20 mg/d）治疗，疗程为 3～7 天。

需要注意的是部分成人患者也可发生百日咳，主要表现为阵发性干咳，可出现痉挛性咳嗽和喘鸣（阵发性咳嗽后，由于喉痉挛，出现的吸气性高调喉鸣音）以及咳嗽后呕吐等。多数以夜间症状为著。咽拭子培养出百日咳杆菌可确诊，但常常需要较长时间。治疗首选大环内酯类抗生素，疗程 2 周。但如果咳嗽症状出现 1～2 周后使用常常不能有效控制症状，治疗的目的更多地在于防止疾病的传播。支气管舒张药、H_1 受体拮抗药和吸入糖皮质激素往往无效。可对症使用镇咳药物控制症状。

(三)慢性咳嗽

CVA、UACS、EB、GERC 在所有慢性咳嗽的门诊患者中占 70%～95%。这些患者容易被误诊为"慢性支气管炎"，有些甚至长期服用抗生素或镇咳药物，需要引起注意。现简介如下。

1.CVA

CVA 本质为哮喘，咳嗽为其主要临床表现，常表现为刺激性干咳。患者可无明显喘息、气促等典型的哮喘症状。但是，其发作特点和诱因与哮喘基本一致，比如容易在夜间出现咳嗽，常常在接触冷空气、刺激性气体或上呼吸道感染后诱发或原有症状加重。一般镇咳药效果欠佳，但支气管舒张药和糖皮质激素治疗常常有效。

因为其本质为哮喘，因此具有气道高反应性。肺通气功能检查常正常，但是支气管激发试验阳性为其重要特征。

其治疗和哮喘相同，主要使用吸入糖皮质激素和支气管舒张药。

2.UACS

曾称为鼻后滴漏综合征（PNDs），在欧美国家是引起慢性咳嗽的首位病因。病因包括一系列呼吸道炎症。①各种原因所致的鼻炎：感染性鼻炎（如普通感冒、细菌性鼻炎）、过敏性鼻炎（常年性过敏性鼻炎和季节性过敏性鼻炎）、血管运动性鼻炎（药物、理化因素、情绪等所致）、药物性鼻炎（主要包括阿司匹林等 NSAIDs）等。②鼻-鼻窦炎：病因包括感染和过敏（主要针对真菌或 NSAIDs）。

咳嗽以白天为主，常常在清晨或体位改变时出现，睡后较少咳嗽。除咳嗽外，患者常常有鼻塞流涕、咽干、异物感反复清咽喉、咽后壁黏液附着感或滴流感等症状。这些症状虽不具备特异性，但对诊断具有一定的提示作用。查体可见口咽部黏膜呈鹅卵石样改变，或发现咽部有黏液附着。

UACS 引起咳嗽的主要机制为分布在上气道内的咳嗽反射传入神经受到了机械刺激。由于部分患者并没有后鼻滴流症状，而且后鼻滴流并不一定是咳嗽的直接原因，因此目前 PNDs 的名称逐渐被 UACS 所取代。

UACS 的治疗主要是针对引起咳嗽症状的鼻和鼻窦疾病的治疗。根据不同的病因选择不同的治疗措施。①避免变应原暴露：主要是过敏性鼻炎患者。②改善炎症反应和分泌物的产生：对于非过敏性因素所致者，可首选第 1 代抗组胺药（代表药物为马来酸氯苯那敏）和减充血剂（常用药物为盐酸伪麻黄碱）。多数患者在治疗后数天至 2 周内症状改善。针对过敏性鼻炎则可选用无镇静作用的第 2 代抗组胺药联合鼻腔吸入糖皮质激素（常用药物丙酸倍氯米松，每鼻孔每次 $50\ \mu g$，$1\sim2$ 次/天，或相当剂量的其他吸入激素）。③控制感染：细菌性鼻窦炎需应用抗菌药物。急性细菌性鼻窦炎的常见病原为肺炎球菌和流感嗜血杆菌，因此可选用 β-内酰胺类、新型大环内酯类、氟喹诺酮等药物。阿莫西林（或加酶抑制药）作为首选治疗药物。注意根据细菌的耐药性选择治疗药物。对于抗感染治疗效果欠佳或分泌物较多者，可同时使用鼻腔吸入糖皮质激素、抗组胺药及减充血剂减轻炎症。慢性细菌性鼻窦炎以厌氧菌、链球菌等为主要病因，可有生物被膜形成。治疗仍然以 β-内酰胺类为主，可采用大环内酯类抗生素抑制生物被膜的产生，对减少复发有一定的效果。抗生素一般用至症状消失后数天至 1 周。治疗效果欠佳时选择鼻腔冲洗、引流或手术治疗。④纠正鼻腔解剖学异常：处理鼻中隔、鼻息肉、鼻甲等问题。

3.EB

EB 是以气道嗜酸性粒细胞浸润为特征的支气管炎，是慢性咳嗽的重要原因。和哮喘不同，EB 缺乏气道高反应性。其主要临床表现为慢性刺激性干咳，且常常为唯一临床症状。咳嗽白天或夜间均可出现，部分患者对油烟、灰尘、刺激性气味或冷空气敏感，可诱发咳嗽症状。体格检查常常无异常发现。肺通气功能及呼气峰流速变异率（PEFR）正常。支气管激发试验阴性。

EB 的临床表现缺乏特异性,诊断主要依靠诱导痰的细胞学检查。诱导痰细胞学检查示嗜酸性粒细胞占白细胞比例≥3%,结合上述临床症状和肺功能检查,在除外其他嗜酸性粒细胞增多性疾病后,可诊断为 EB。

EB 对糖皮质激素治疗反应良好,治疗后咳嗽常常明显减轻或消失。常用丙酸倍氯米松(每次 25～50 μg,2 次/天)或等效剂量的其他吸入糖皮质激素。连续使用 4 周以上。初始治疗时可联合应用泼尼松口服,每天 10～20 mg,使用 3～7 天。支气管舒张药治疗无效。

4.GERC

胃食管反流病(GERD)是引起慢性咳嗽的重要原因之一。患者多表现为白天、直立位时出现的咳嗽,少部分患者可以有夜间咳嗽。少数患者有 GERD 的典型表现,如胸骨后烧灼感、反酸、嗳气、胸闷等。部分患者可因为存在微量误吸,出现咽喉部症状。大部分患者以咳嗽症状为唯一表现。其发生机制并未完全明了,可能包括刺激上呼吸道咳嗽反射的传入神经、反流物吸入下呼吸道以及刺激食管-支气管咳嗽反射等。最后一种机制可能是最重要的原因,即反流至远端食管时就可以引起咳嗽。应当注意的是,GERC 的反流并非都是酸反流,少数患者也存在碱反流的情况。

对于慢性咳嗽患者,在除外 CVA、EB、UCAS 后应考虑 GERC 的可能。尤其是患者存在反流症状,或和进食有关的咳嗽时,更应注意其可能。通过 24 小时食管 pH 监测可明确 GERD 的诊断,并可能发现反流和咳嗽的相关性。其他检查如胃镜、上消化道造影等对诊断的价值有限。

对于诊断明确的患者,首先应规范地治疗 GERD,措施如下。①调整生活方式:减重,少食多餐,避免过饱和睡前进食,避免加重反流的食物、饮料和行为,如酸性食物、油腻食物、咖啡、吸烟等。夜间休息时应采取高枕卧位。②制酸药:首选质子泵抑制药,或选用 H_2 受体拮抗药。③促胃动力药:如多潘立酮。④治疗胃十二指肠的基础疾病:如慢性胃炎、消化性溃疡等。内科治疗 2～4 周后才能出现明显的疗效,总疗程常常需要 3 个月以上。少数内科治疗失败的严重反流患者,可考虑抗反流手术治疗。

5.AC

AC 是慢性咳嗽的病凶之一。患者表现为阵发性刺激性咳嗽,多为干咳,常有咽喉发痒。刺激性气体、冷空气或讲话等可诱发症状。多数患者有特异质,可表现为皮肤变应原皮试阳性、外周血 IgE 增高等。肺功能正常、支气管激发试验阴性可和支气管哮喘鉴别,诱导痰嗜酸性粒细胞比例无增加和 EB 鉴别,患者亦不具备过敏性鼻炎的典型症状。治疗可选用抗组胺药物和（或）糖皮质激素。AC 目前还不能确定为一种独立的疾病，它和其他疾病之间的关系有待进一步的观察和研究。

6.血管紧张素转换酶抑制药（ACEI）诱发的咳嗽

咳嗽是 ACEI 类药物的常见不良反应，发生率为 $10\%\sim30\%$。主要症状为刺激性干咳，多有咽干、咽痒、胸闷等，症状以夜间为重，平卧后可加重。其主要机制为 ACEI 类药物抑制缓激肽及其他肽类物质的分解。这些炎症介质可刺激肺内 J 受体，引起干咳。同时，ACEI 可引起气道反应性增高。停用 ACEI 后咳嗽症状缓解可确诊。通常在停药 1～4 周后咳嗽明显减轻或消失。对于 ACEI 类药物引起咳嗽的患者，可使用血管紧张素 II 受体拮抗药（ARB）替代 ACEI。

7.心因性咳嗽

心因性咳嗽又称习惯性咳嗽，常常与焦虑、抑郁等有关，儿童更为多见。典型表现为日间咳嗽，可表现为高调咳嗽，当注意力转移时咳嗽症状可消失，夜间休息时无咳嗽。心因性咳嗽的诊断需要排除其他器质性疾病所致的咳嗽。成年患者在治疗时以心理咨询或精神干预为主，可适当辅助性应用抗焦虑药物。

五、慢性咳嗽的诊断程序

对慢性咳嗽的患者进行诊断时应重视下述问题。

（1）注意询问咳嗽发生的时相、特点、伴随症状和诱发因素。

（2）病史的采集，除了解下呼吸道疾病（如急慢性支气管炎）的相关症状外，还应特别关注：上呼吸道疾病（耳鼻咽喉）症状和病史、消化系统疾病（尤其是胃食管反流性疾病）、个人和家族过敏性疾病史、药物治疗史（包括 ACEI 类等药物的使用，对抗生素、支气管舒张药等药物的治疗反应）。

（3）根据上述情况选择相关的检查。首先进行 X 线检查以明确有无明显的肺、心脏和胸膜病变等。如果胸片有阳性发现，可根据具体情况选择进一步的检查和治疗。如胸片基本正常，可参考图 1-1 的慢性咳嗽诊断流程，逐步明确咳嗽的病因。

（4）对于临床症状较为典型的慢性咳嗽患者，可根据疾病的临床特征进行初步的判断，并同时进行试验性治疗。

（5）对于临床症状不典型的患者可按照先常见后少见，先易后难，先无创后有创的顺序进行检查。如可先后进行肺功能（包括支气管激发试验）、诱导痰、耳鼻喉科的鼻咽镜检查、鼻窦 CT 特异质的相关检查（外周血嗜酸性粒细胞、IgE、SPT）、24 小时食管 pH 监测等。

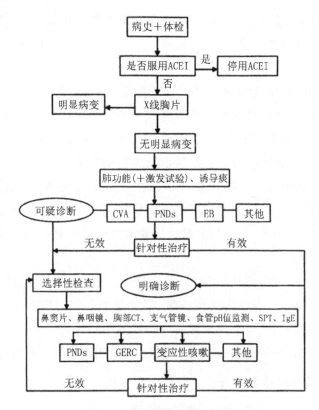

图 1-1 慢性咳嗽的诊断流程

（6）对于慢性咳嗽常规检查仍不能明确病因的患者，应进行 HRCT，支气管镜和心脏的相关检查，以明确有无不典型的气道病变（如支气管内膜结核、支气管扩张）、慢性充血性心力衰竭等。

六、常用咳嗽治疗药物

咳嗽作为一种防御性反射，有利于清除呼吸道分泌物和异物，因此程度较轻时无须处理。对于分泌物较多，尤其是感染后痰液黏稠的患者应以抗感染和化痰治疗为主，应避免使用镇咳药物。对于慢性咳嗽，在病因不明确时，一般不建议使用强镇咳药物。但是，当剧烈干咳对患者的工作和休息造成严重影响时，可适当给予镇咳药物控制患者的症状。

（一）镇咳药

1.中枢性镇咳药

该类药物主要作用于延脑的咳嗽中枢，又分为依赖性和非依赖性镇咳药。前者包括吗啡类生物碱及其衍生物，镇咳作用明显，但也具有成瘾性，仅在其他治疗无效时短期使用。非依赖性镇咳药多为人工合成,如喷托维林、右美沙芬等,无镇痛作用和成瘾性,临床应用广泛。

(1)依赖性镇咳药。①可待因:作用于中枢 μ 阿片肽受体,止咳作用强而迅速,同时具有镇痛和镇静作用。在有效剂量下具有成瘾性和呼吸抑制作用。口服或皮下注射,每次 15～30 mg,每天用量为 30～90 mg。②福尔可定:作用与可待因相似,但成瘾性较弱。口服每次 5～10 mg。

(2)非依赖性镇咳药。①右美沙芬:作用于中枢和外周的 σ 受体,是目前临床上应用最广泛的镇咳药,用于多种 OTC 镇咳药物。作用与可待因相似,但无镇痛作用,偶可引起轻度嗜睡。治疗剂量下对呼吸中枢无抑制作用、不产生依赖性和耐受性。口服每次 15～30 mg,3～4 次/天。②喷托维林:作用强度为可待因的 1/3,有轻度的阿托品样作用和局麻作用,大剂量时还具有抗惊厥和解痉作用。口服每次 25 mg,3 次/天。青光眼及心功能不全者慎用。③右啡烷:右美沙芬的代谢产物,耐受性良好。

2.外周性镇咳药

此种药物可抑制咳嗽反射弧中的感受器、传入神经以及效应器的某一环节,包括局部麻醉药和黏膜防护剂。

(1)苯丙哌林:非麻醉性镇咳药,作用为可待因的 2～4 倍。抑制咳嗽冲动的传入,同时对咳嗽中枢亦有抑制作用,不抑制呼吸。口服每次 20～40 mg,3 次/天。

(2)莫吉司坦:非麻醉性镇咳药,是一种乙酰胆碱拮抗药,作用较强。口服每次 100 mg,3 次/天。

(3)那可丁:为阿片所含的异喹啉类生物碱,作用与可待因相当。口服每次 15～30 mg,3～4 次/天。

(二)祛痰药物

可以选用 N-乙酰半胱氨酸、盐酸氨溴索、愈创甘油醚、桃金娘油和中药祛痰药等。

(三)抗组胺药物

常用的 H_1 受体拮抗药包括氯苯那敏、氯雷他定、西替利嗪等,主要用于UACS、普通感冒和感染后咳嗽的治疗

第五节 咯 血

咯血是呼吸内科临床常见的临床症状,占到呼吸内科门诊量的 7%～15%,也是呼吸内科经常遇到的急症之一。所谓咯血是指喉以下呼吸道任何部位的出血,经喉头、口腔而咳出。据统计,咯血 5% 来自肺动脉系统出血,由于肺循环压力低,多数出血量不大。另外 95% 则来源于支气管动脉,由于支气管动脉属于体循环,其血管腔内压力高,因此常常出血量较大。

一、病因学

引起咯血的病因众多。据统计有超过 100 种以上的疾病可以引起咯血,包括很多系统的疾病,如呼吸系统、心血管系统、血液系统等。呼吸系统疾病中引起咯血的常见病主要有支气管炎、支气管扩张、肺结核、肺炎、肺癌、肺脓肿、硅沉着病等,比较少见的疾病包括肺吸虫病、肺棘球蚴病、肺阿米巴病等;心血管疾病中引起咯血的常见病包括风湿性心脏病、高血压心脏病、动静脉畸形、肺动脉高压、主动脉瘤等;血液系统疾病中引起咯血的常见病有血小板减少、白血病、再生障碍性贫血等。另外某些药物可引起咯血,如阿司匹林、青霉胺、华法林、肝素、溶栓药物等。其他少见的原因有氧中毒、胸部外伤以及妇女替代性月经等。根据其发生的原因及特点将咯血加以分类如下,以帮助理清临床上诊断和鉴别诊断思路。

(一)感染性因素

分枝杆菌感染(主要为结核性分枝杆菌感染)、真菌感染、肺脓肿、坏死性肺炎(克雷伯杆菌、葡萄球菌、军团菌感染)、寄生虫感染(肺棘球蚴、肺吸虫病)。

(二)医源性因素

Swan-Ganz 导管、支气管镜检查、透支气管壁活检、经支气管壁针吸活检。

(三)创伤性因素

肺部顿挫/贯通伤、吸引性溃疡、气管支气管动脉瘘。

(四)肿瘤性因素

支气管肺癌,支气管腺瘤,支气管、肺转移瘤、肉瘤。

（五）儿童咯血

支气管腺瘤、异物吸入、血管畸形。

（六）血管疾病

肺梗死、栓塞、二尖瓣狭窄、动脉血管瘘、动静脉畸形、支气管毛细血管扩张症、左心衰竭。

（七）凝血障碍

血管性血友病、血友病、抗凝药治疗、血小板减少性紫癜、血小板功能障碍、弥散性血管内凝血。

（八）血管炎

白塞病、韦格纳肉芽肿病。

（九）肺疾病

支气管扩张病、慢性支气管炎、肺气肿性大疱。

（十）其他

淋巴管平滑肌瘤病、子宫内膜异位症、肺尘埃沉着病、支气管结石特发性咳血。

感染为咯血的最常见原因，占全部咯血原因的 60%～70%。其机制是由于感染引起炎症反应，导致黏膜充血水肿，血管扩张，继而破裂造成出血。根据美国统计资料，感染性支气管炎占咯血原因的 26%，肺炎占 10%，结核占 8%。而在发展中国家则以结核为咯血的最常见原因，如南非咯血的原因中，由结核引起的可高达 73%。侵袭性感染为导致咯血最常见的感染因素，除结核外，主要为细菌，如金黄色葡萄球菌、肺炎克雷伯杆菌等细菌的感染，侵袭性真菌感染也比较常见。与其他感染相比，肺鼠疫更容易出现咯血。病毒感染，如流感病毒、SARS、高致病性禽流感也可出现咯血。HIV 感染者出现咯血的最常见原因也是肺炎，但部分可因 Kaposi 肉瘤等并发症而出现咯血。原发肺部肿瘤可占到咯血患者的 23%，其中支气管源性肿瘤占到 50%。良性或恶性肿瘤的出血可继发于浅表黏膜的受累、糜烂或血管过于丰富造成血管破裂。转移瘤很易引起咯血。肿瘤可引起继发感染，也可导致咯血。

二、病理生理

气管支气管树黏膜的急慢性炎症反应可导致血管扩张、黏膜剥脱、萎缩及糜烂甚至溃疡,常常可导致局部出血。由于气管、支气管血管丰富而且脆弱,轻微的创伤即可引起出血,如支气管检查中进行的负压吸引。肺组织的坏死也是引发咯血的常见机制。肺栓塞,各种病原引起的肺炎、肺血管炎均可导致肺组织缺血坏死。肺静脉回流受阻可以导致肺静脉及肺泡毛细血管压力升高,严重时可以导致毛细血管通透性增加甚至破裂,从而导致咯血。这种机制主要见于左心功能不全及二尖瓣狭窄所致的咯血。

肺结核是引起咯血的常见原因。活动期结核出血主要由于局部组织坏死。严重者可以形成空洞,而空洞壁的动脉血管扩张可以形成梨形的 Rasmussen 动脉瘤,可引起致死性咯血。尸体解剖表明,这种动脉瘤的发生在肺结核咯血死亡的病例中不到 10%。更为常见的是支气管循环血管的增生、扩张及扭曲,也可见到支气管动脉与肺动脉的短路。这些异常在支气管扩张、囊性纤维化和肺脓肿也是非常多见的。然而更多的咯血发生在结核痊愈后数年,主要由于局部形成支气管结石、继发于瘢痕组织的肿瘤以及结核继发的支气管扩张。

支气管肺癌血供丰富,但选择性支气管动脉造影显示仅不到 4% 存在血管异常,因此很少会出现大血管破裂。此类患者主要由于肿瘤浸润黏膜或肿瘤组织坏死所致,因而多数为少量出血,罕有大咯血发生。

三、诊断与评价

咯血的诊断有时相当困难,而病史、体格检查对病因诊断是不可或缺的,因此诊断的第一步是进行详细的病史询问和体格检查。通过这些可以比较明确地确定咯血的量和出血速度,从而为下一步的检查、治疗提供依据。关于非大咯血的诊断流程见图 1-2。对于大咯血患者的处理应以积极挽救生命为主要目的,同时应尽可能进行相应的检查,其处理流程(图 1-3)有别于非大咯血的诊断流程。

(一)咯血量的判定

诊断咯血最重要的是确定咯血的速度,但是临床上对咯血准确定量比较困难。可以将痰液收集在标有刻度的容器内进行估测。速度不快,量不大,则会有充分的时间对病因、出血部位做出评价,进而进行相应的治疗。如果为快速而大量出血,则在进行必要检查的同时应积极进行治疗,如维持气道的通畅,输血,进行侵袭性治疗。咯血量速度的界定一般根据 24 小时内咯血量,可以将咯血分为:小量咯血,即指每 24 小时咯血少于 100 mL;中等量咯血,指每 24 小时咯血 100~500 mL;大咯血,通常指在 24 小时超过 500 mL 或一次咯血量在 100 mL 以上。当然,这种分类是人为定义的,目前存在着不同的分类方法。

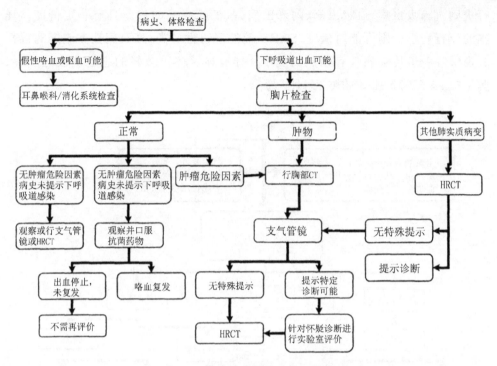

图 1-2　非大咯血的临床诊断流程

(二)病史

　　详细地询问病史可以为判断出血的部位和原因提供重要线索,因此一定要认真询问患者的现病史、既往史、个人史等信息(表 1-2),年龄、营养状态、合并存在的疾病或某些特异性表现(表 1-3),这些将有助于诊断和鉴别诊断。出现咯血时的年龄对判断原因有一定帮助,一般支气管扩张和二尖瓣狭窄咯血首次发生的年龄多在 40 岁以前,而支气管肺癌发生咯血的年龄多在 40 岁以后。咯血与其他呼吸道症状的关系具有一定的诊断价值。例如,单纯咯血很少是支气管肺癌的首发症状,支气管肺癌通常多有咳嗽性质改变、疲劳等症状。另外,如果肿瘤发生于大的支气管,则可能较早出现咯血,而外周性肿瘤咯血则出现较晚。

　　如果咯血与月经周期相关,则可能为子宫内膜异位症。存在劳力性呼吸困难、端坐呼吸或夜间阵发性呼吸困难则提示充血性心力衰竭或二尖瓣狭窄。存在发热、咳痰,则可能为上呼吸道感染、急性鼻窦炎、急性支气管炎、肺炎、肺脓肿或支气管扩张继发感染。HIV 感染或存在免疫抑制的状态,则肿瘤、结核或 Kaposi肉瘤可能性大。存在胸膜性胸痛、小腿压痛,则应注意肺栓塞的可能。长期吸烟,则慢性支气管炎、肺癌、肺炎的可能性增加。某些疾病疫区的生活或旅行史则对肺吸虫病、血吸虫病、阿米巴病、鼠疫等疾病的诊断具有一定价值。详细的流行病学史则可能对鼠疫、SARS、流感病毒性肺炎、高致病性禽流感病毒性肺炎等呼吸道传染病具有强烈的提示。伴有显著体重减轻的患者应注意肺癌、肺结核、支气管扩张肺脓肿及 HIV 感染。

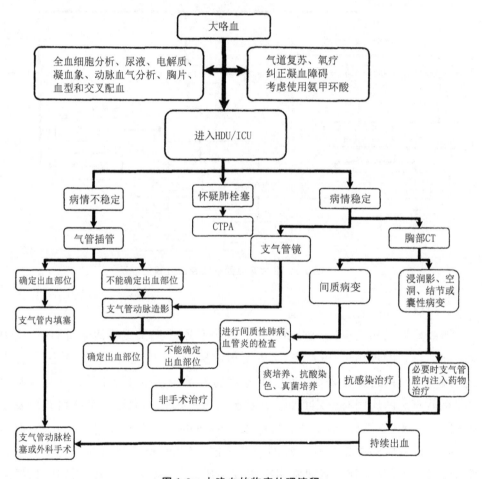

图 1-3　大咯血的临床处理流程

表 1-2　咯血询问病史时的注意事项

年龄

发病特点:发病的急缓,是否反复发作

咯血发生的时间及与其他症状的关系

是否伴随胸痛

心肺疾病史

续表

吸烟史

痰液的性状

上呼吸道及消化道症状

表 1-3　具有鉴别诊断价值的病史信息

脓性痰	感染：支气管扩张、细菌性肺炎、肺脓肿
咯血无脓性痰	结核、肿瘤、病毒感染、自身免疫性疾病等
粉红色泡沫痰	左心衰竭、弥漫性肺泡出血等
伴发热	感染性、血管炎等
伴多部位出血	血液系统疾病、抗凝或溶栓药物、钩端螺旋体病、流行性出血热、自身免疫性疾病等
伴胸痛	外伤、肺栓塞、肺炎累及胸膜等

应注意其他系统受累的表现。例如，如果存在血尿的病史，则应注意可能存在系统性血管炎。存在多部位出血的表现则可能为凝血功能障碍引起的咯血。痰的性状对诊断也具有一定价值，如果为粉红色泡沫痰，则说明存在肺水肿；铁锈色或脓性痰常提示存在下呼吸道感染或有支气管扩张症的基础。

当然，咯血诊断的第一步是确定咯血的存在。临床上，咯血应首先要排除假性咯血和呕血。所谓假性咯血是指喉以上病变引起的咯血，应仔细询问病史，了解"血痰"排出的方式及相应伴随的症状。而呕血和咯血在临床上鉴别起来有时还有一定难度，临床实践中应注意鉴别（表 1-4）。

表 1-4　咯血与呕血的区别

鉴别项目	咯血	呕血
病史	无恶心及呕吐	存在恶心及呕吐
	肺病史	胃病或肝病史
	可出现窒息	窒息少见
痰检查	多泡沫	泡沫少
	液状或有血块	咖啡样
	鲜红或粉红	棕色至黑色
	痰液为碱性	痰液为酸性
实验室检查	混合有巨噬细胞和中性粒细胞	混合食物残渣

另外患有黏质沙雷菌引起的肺炎可产生红色色素痰,阿米巴脓肿破入支气管,可以出现鱼酱色痰,两种情况均可误认为咯血,但痰潜血阴性可资鉴别。

(三)体格检查

在全身系统体格检查的基础上,应重点注意以下临床体征。口唇黏膜毛细血管扩张见于 Rendu-Osler-Weber 病。杵状指与支气管扩张、肺脓肿,肺癌及其他疾病相关。舒张期雷鸣样杂音及开瓣音提示存在二尖瓣狭窄。颈部、锁骨上淋巴结肿大提示支气管肺癌可能。鼻中隔或中线结构的溃疡可见于韦格纳肉芽肿病。局部出现湿性啰音、哮鸣音及鼾声可能提示为血块吸入导致,而并不一定是活动出血的部位。呼吸频率、口唇发绀对于客观判断气道或肺内积存血液的情况,判断患者病情具有重要意义。

(四)实验室检查

如果情况允许,对于咯血患者应进行基本的辅助检查(表 1-5)。应收集所有痰液,一方面可以估计咯血量,另一方面可以检视痰液的性状,以辅助诊断,还可以进行病原学、细胞学检查。血常规检查除可提供白细胞的信息外,还可以观察是否有贫血。贫血的出现一方面可与出血量大有关,另一方面可能反映某些系统性疾病。例如,肺血管炎引起的弥漫性肺泡出血,常可出现显著的贫血,而且贫血与肺部阴影及缺氧情况密切关联,这为其重要特征。血小板及凝血象的检查常可揭示患者是否存在血液系统疾病。

表 1-5 咯血需要进行的基本辅助检查

外周血全细胞计数、分类计数、血小板计数
凝血酶原时间、部分凝血活酶时间、国际标准化比值
尿常规
痰普通细菌、抗酸杆菌、真菌涂片及培养
痰细胞学检查
结核菌素纯蛋白衍生物试验(球孢子菌、组织胞质皮肤试验、血清学试验)
血气分析
X 线胸片

(五)胸部影像学检查

胸片为咯血患者的常规检查。通常胸片可以提示咯血的原因,如发现左心房增大、Kerley-B 线提示二尖瓣狭窄。空洞中出现可移动的团块,或更为典型的表现新月征,则提示曲菌球的可能。中央团块而远端肺组织含气量减少,甚至肺不张,则常常提示支气管肺癌可能。有一点必须强调,胸片上出现异常的部位有时并非是出血部位。如果胸片未见明显异常,则应常规进行胸部 CT 检查。CT 为咯血诊断的非常有用的工具,胸部高分辨 CT 有助于支气管扩张、弥漫性肺病的诊断。

(六)支气管镜检查

支气管镜常常是确定咯血原因必不可少的检查,除此之外还能够帮助定位。轻、中度咯血患者,可行支气管镜检查,如果原因明确,则支气管检查并非必需。大咯血患者应进行支气管镜检查以确定出血部位,确定病因则并不是主要的。如需要急症手术,则此检查更为必要。一般下列情况需要进行可弯曲支气管镜检查:①怀疑有局部病变者。②对于胸片正常或非局限性异常为除外支气管内病变者,应尽可能早做以提高诊断阳性率。③有肺癌可能或为高危险因素者,如男性、年龄超过 40 岁、有吸烟史。④咯血超过 1 周或每次咯血超过 30 mL 者,应尽快明确诊断。⑤大咯血准备进行气道内介入治疗或外科手术治疗者,需要准备好抢救措施,在严密监护下进行可弯曲支气管镜检查,以明确出血部位或病因,指导下一步手术方案的制订。

是否在活动出血时进行支气管镜检查曾有争议,有学者担心支气管镜检查会加重活动出血。但目前的共识是在活动出血时进行支气管镜检查是安全的,并且诊断价值很高。活动出血时,有更高的概率来判断出血部位,从而进行进一步诊断采样。而没有活动出血时,仅 50% 患者能够确定出血部位。

对于非大咯血的患者,应使用可弯曲支气管镜检查。由于可以观察到段乃至亚段水平的病变,因此可以显著提高诊断阳性率。而对于大咯血者,则主张使用硬质支气管镜。由于硬质支气管镜有较大的腔道,可以及时吸除血块,一方面可以保持气道通畅,保证患者安全;另一方面,则可使视野更清楚,以利于诊断;必要时,还可进行机械通气或进行局部止血治疗。可以将硬质气管镜与可弯曲镜结合使用。

(七)支气管肺血管造影

大咯血经初步保守治疗咯血无好转者,或出血危及生命的大咯血应行血管造影。由于大咯血多由支气管动脉引起,因此首选支气管动脉造影。对于肺循环异常,如肺动静脉瘘、医源性肺动脉破裂或肺动脉栓塞引起的咯血则应进行肺动脉造影。

四、治疗

(一)一般治疗

咯血的患者应卧床休息,保持安静,避免过度紧张,必要时适当镇静。咳嗽对止血存在影响,因此应适当镇咳治疗。如果能够确定为何侧出血,则应取患侧卧位。对于病因明确的咯血,则应针对病因进行治疗。如肺血管炎引起的弥漫性肺泡出血,则应进行血浆置换和肾上腺皮质激素冲击治疗。而感染因素引起的咯血则应积极控制感染。

(二)大咯血的紧急处理

如果出血非常严重,出现了明显的呼吸衰竭,此时应紧急进行气管插管。通过气管插管吸出积血以挽救患者生命。建立人工气道后便于进行可弯曲气管镜检查。如果判断出血的部位,则可视情况插入双腔气管插管,将出血侧和健侧主支气管隔离,至少保证一侧肺功能。清理呼吸道后如患者呼吸衰竭仍不缓解,则应及时进行机械通气治疗。

(三)药物治疗

静脉滴注垂体后叶素或血管升压素可使动脉收缩,从而达到止血目的。但其可以引起全身血管的收缩,并可引起子宫收缩,因此存在冠心病或高血压者应慎用,妊娠者则禁止使用。国内主要使用垂体后叶素,为脑垂体后叶的水溶性成分,内含催产素与加压素,是大咯血的常用急救药物。大咯血时给予垂体后叶素5~10 U,用5%葡萄糖液 20~40 mL 稀释后缓慢静脉注射(10~15分钟),必要时 6 小时后重复注射。每次最大剂量不能超过 20 U。在给予负荷剂量后,可以10~20 U加入 5%葡萄糖溶液中以 0.1~0.2 U/min 静脉滴注维持,也可选择其他血管升压素类药物。注意这类药物使用后,有可能减少出血,从而在进行支气管动脉造影时无法清晰显示出血部位,为后续的诊断、治疗造成困难。

酚妥拉明为 α 肾上腺素能阻滞药,对于大咯血患者可给予 10~20 mg 加入5%葡萄糖或5%葡萄糖盐水 500 mL,静脉缓慢滴注。其止血机制推测为通过直接扩张血管,使肺血管阻力降低,肺动静脉压降低,从而减轻出血。由于其为血管扩张药,对于存在高血压、冠心病患者更为适用。其他扩张血管药物如压宁定、硝酸酯类也可能具有一定效果。

普鲁卡因也具有一定扩血管作用,在其他治疗效果不佳时也可试用。具体用法为 0.5%普鲁卡因10 mL(50 mg),用 25%葡萄糖液 40 mL 稀释后缓慢静脉注射,1～2次/天。或取 150～300 mg 溶于 5％葡萄糖液 500 mL,持续静脉滴注。用药量不能过大,速度不宜过快,否则可引起颜面潮红、谵妄、兴奋、惊厥,对出现惊厥者可用异戊巴比妥或苯巴比妥钠解救。用药前须行皮试,有本药过敏史者禁用。

浸润性肺结核、肺炎所致的咯血经上述治疗效果不佳时,可考虑应用肾上腺糖皮质激素,以抑制炎症反应、稳定细胞膜、降低体内肝素水平。可口服泼尼松 30 mg/d,或静脉注射氢化可的松 100～300 mg/d,见效后减量,使用时间不宜超过 2 周。

其他促进凝血的药物如氨甲环酸、卡巴克洛、酚磺乙胺、5-氨基己酸、巴曲酶、维生素 K、云南白药均可试用。对于肝素抗凝治疗引起的咯血或存在凝血功能障碍或肝功能不全者可用鱼精蛋白50～100 mg 加入 25％葡萄糖注射液 40 mL 缓慢静脉注射,2 次/天,不能超过 3 天。

(四)支气管镜治疗

为控制出血,可在行支气管镜检查时局部给予止血药物。通常使用1∶20 000 的肾上腺素,还可试用凝血酶溶液。但这些治疗对大咯血的确切疗效尚不肯定,缺乏可靠循证医学的证据。

对于大咯血患者,可通过放入球囊导管至出血的支气管,充气阻塞出血的支气管,以防止血液吸入其他大气道,保证其畅通,维持通气、气体交换,防止发生呼吸衰竭甚至窒息。球囊的直径可视出血支气管的大小而灵活选择。近来有人设计了一种双腔止血球囊,通过气管镜活检腔道放置,可同时注入止血药物。留置后可将气管镜撤出,以方便球囊留置后再进入内镜观察出血情况。球囊阻塞治疗仅是临时性的治疗措施,长时间压迫可能会使支气管黏膜坏死,因此一般留置不超过 24 小时。

在支气管镜下还可通过电烧蚀、冷冻、激光等技术,对出血的病变进行直接的处理,从而达到止血的目的。对于出血部位位于支气管远端,支气管镜不能看到出血确切部位者,不宜使用电烧蚀或激光治疗,这可能会造成支气管的穿孔。这种情况下可使用镜体或球囊直接阻塞出血的支气管,达到止血目的。

(五)支气管动脉栓塞治疗

随着技术的逐渐成熟,应用支气管动脉栓塞治疗支气管大出血越来越普遍。通过选择性支气管动脉造影首先确定出血的血管。某些表现常提示为出血的部位,如造影剂从血管壁溢出或见到管径增粗或动脉瘤样扩张的扭曲血管。通过向出血部位的供应血管局部注入聚乙烯醇泡沫、异丁基-2-氰基丙烯酸盐、Gianturco steel coils 或可吸收的吸收性明胶海绵等颗粒来进行栓塞止血。这种治疗方法控制大咯血的成功率在 $64\%\sim100\%$，但是 $16\%\sim46\%$ 的患者会复发，但一般不会再出现大咯血。支气管动脉栓塞的失败率可达 13%，主要是由于来自膈动脉、肋间动脉、内乳动脉或锁骨下动脉的吻合支的出血。支气管肺动脉栓塞的并发症主要包括血管穿孔、内膜撕裂、胸痛、发热、全身其他部位栓塞及神经系统并发症，另外栓塞本身也可引起咯血。如果发现脊髓前动脉自支气管动脉发出，则不能进行栓塞治疗，因可能导致脊髓梗死而致截瘫。应用同轴微导管系统可以减少这一并发症的出现。

(六)外科手术治疗

对于局部病变引起的出血可考虑外科手术治疗。报道的手术死亡率为 $1\%\sim50\%$ 不等。对于呼吸功能储备不足或无法切除的肺癌，则不适合于外科手术治疗。一般仅在支气管动脉栓塞治疗不能进行或可能无效时才考虑外科手术切除，但主动脉瘤破裂、动静脉畸形、棘球蚴病、医源性肺动脉破裂、胸部外伤、支气管肺腺癌、其他治疗无效的足分枝菌病引起的危及生命的大咯血仍然以手术治疗为主。

(七)其他治疗

经各种治疗，咯血仍不能控制者，外科手术禁忌或无法进行，可考虑进行肺萎陷疗法。若出血部位明确，可采用人工气胸法，若出血部位未明或出血来自下肺者，可用人工气腹疗法。膈肌及胸膜粘连、严重心肺功能不全则不宜采用萎陷疗法。

第二章

呼吸系统常见感染性疾病

第一节　急性上呼吸道感染

急性上呼吸道感染是鼻腔、咽或喉部急性炎症的概称。患者不分年龄、性别、职业和地区。全年皆可发病，冬春季节多发，可通过含有病毒的飞沫或被污染的用具传播，多数为散发性，但常在气候突变时流行。由于病毒的类型较多，人体对各种病毒感染后产生的免疫力较弱且短暂，并且无交叉免疫，同时在健康人群中有病毒携带者，故一个人一年内可有多次发病。

急性上呼吸道感染 70%～80% 由病毒引起。主要有流感病毒（甲、乙、丙型）、副流感病毒、呼吸道合胞病毒、腺病毒、鼻病毒、埃可病毒、柯萨奇病毒、麻疹病毒、风疹病毒等。细菌感染可直接或继病毒感染之后发生，以溶血性链球菌为多见，其次为流感嗜血杆菌、肺炎链球菌和葡萄球菌等，偶见革兰氏阴性杆菌。其感染的主要表现为鼻炎、咽喉炎或扁桃体炎。

当有受凉、淋雨、过度疲劳等诱发因素，使全身或呼吸道局部防御功能降低时，原已存在于上呼吸道或从外界侵入的病毒或细菌可迅速繁殖，引起本病，尤其是老幼体弱或有慢性呼吸道疾病如鼻旁窦炎、扁桃体炎、慢性阻塞性肺疾病者更易罹患。

本病不仅具有较强的传染性，而且可引起严重并发症，应积极防治。

一、诊断标准

根据病史、流行情况、鼻咽部发生的症状和体征，结合周围血常规和胸部 X 线检查可做出临床诊断。进行细菌培养和病毒分离，或病毒血清学检查、免疫荧光法、酶联免疫吸附法、血凝抑制试验等，可能确定病因。

(一)临床表现

根据病因不同,临床表现可有不同的类型。

1.普通感冒

普通感冒俗称"伤风",又称急性鼻炎或上呼吸道卡他,以鼻咽部卡他症状为主要表现。成人多为鼻病毒引起,其次为副流感病毒、呼吸道合胞病毒、埃可病毒、柯萨奇病毒等。起病较急,初期有咽干、咽痒或烧灼感,发病同时或数小时后,可有喷嚏、鼻塞、流清水样鼻涕,2～3天后变稠。可伴咽痛,有时由于耳咽管炎使听力减退,也可出现流泪、味觉迟钝、呼吸不畅、声嘶、轻微咳嗽等。一般无发热及全身症状,或仅有低热、不适、轻度畏寒和头痛。检查可见鼻腔黏膜充血、水肿、有分泌物,咽部轻度充血。如无并发症,一般5～7天后痊愈。

2.流行性感冒

流行性感冒简称"流感",是由流行性感冒病毒引起。潜伏期1～2天,最短数小时,最长3天。起病多急骤,症状变化很多,主要以全身中毒症状为主,呼吸道症状轻微或不明显。临床表现和轻重程度差异颇大。

(1)单纯型:最为常见,先有畏寒或寒战、发热,继之全身不适,腰背发酸、四肢疼痛,头昏、头痛。部分患者可出现食欲缺乏、恶心、便秘等消化道症状。发热可高达39～40 ℃,一般持续2～3天。大部分患者有轻重不同的喷嚏、鼻塞、流涕、咽痛、干咳或伴有少量黏液痰,有时有胸骨后烧灼感、紧压感或疼痛。年老体弱的患者,症状消失后体力恢复慢,常感软弱无力、多汗,咳嗽可持续1～2周或更长。体格检查患者可呈重病容,衰弱无力,面部潮红,皮肤上偶有类似麻疹、猩红热、荨麻疹样皮疹,软腭上有时有点状红斑,鼻咽部充血水肿。本型中轻者,全身和呼吸道症状均不显著,病程仅1～2天,颇似一般感冒,单从临床表现颇难确诊。

(2)肺炎型:本型常发生在两岁以下的小儿,或原有慢性基础疾病,如二尖瓣狭窄、肺源性心脏病、免疫力低下以及孕妇、年老体弱者。其特点是在发病后24小时内可出现高热、烦躁、呼吸困难、咯血痰和明显发绀。全肺可有呼吸音降低、湿啰音或哮鸣音,但无肺实变体征。X线检查可见双肺广泛小结节性浸润,近肺门较多,肺周围较少。上述症状可进行性加重,抗生素无效。病程1周至1个月余,大部分患者可逐渐恢复,也可因呼吸循环衰竭在5～10天内死亡。

(3)中毒型:较少见。肺部体征不明显,具有全身血管系统和神经系统损害,有时可有脑炎或脑膜炎表现。临床表现为高热不退、神志昏迷,成人常有谵妄,儿童可发生抽搐。少数患者由于血管神经系统紊乱或肾上腺出血,导致血压下降或休克。

(4)胃肠型:主要表现为恶心、呕吐和严重腹泻,病程 2～3 天,恢复迅速。

3.以咽炎为主要表现的感染

(1)病毒性咽炎和喉炎:由鼻病毒、腺病毒、流感病毒、副流感病毒以及肠病毒、呼吸道合胞病毒等引起。临床特征为咽部发痒和灼热感,疼痛不持久,也不突出。当有吞咽疼痛时,常提示有链球菌感染,咳嗽少见。急性喉炎多为流感病毒、副流感病毒及腺病毒等引起,临床特征为声嘶、讲话困难、咳嗽时疼痛,常有发热、咽炎或咳嗽。体检可见喉部水肿、充血,局部淋巴结轻度肿大和触痛,可闻及喘鸣音。

(2)疱疹性咽峡炎:常由柯萨奇病毒 A 引起,表现为明显咽痛、发热,病程约为 1 周。检查可见咽充血,软腭、悬雍垂、咽及扁桃体表面有灰白色疱疹及浅表溃疡,周围有红晕。多于夏季发病,多见于儿童,偶见于成人。

(3)咽结膜热:主要由腺病毒、柯萨奇病毒等引起。临床表现有发热、咽痛、畏光、流泪、咽及结膜明显充血。病程 4～6 天,常发生于夏季,游泳中传播。儿童多见。

(4)细菌性咽-扁桃体炎:多由溶血性链球菌引起,次为流感嗜血杆菌、肺炎链球菌、葡萄球菌等引起。起病急,明显咽痛、畏寒、发热,体温可达 39 ℃以上。检查可见咽部明显充血,扁桃体肿大、充血,表面有黄色点状渗出物,颌下淋巴结肿大、压痛,肺部无异常体征。

(二)实验室检查

1.血常规

病毒性感染,白细胞计数多为正常或偏低,淋巴细胞比例升高。细菌感染者白细胞计数和中性粒细胞增多以及核左移。

2.病毒和病毒抗原的测定

视需要可用免疫荧光法、酶联免疫吸附法、血清学诊断和病毒分离鉴定,以判断病毒的类型,区别病毒和细菌感染。细菌培养可判断细菌类型和进行药物敏感试验。

3.血清 PCT 测定

有条件的单位可检测血清 PCT,有助于鉴别病毒性和细菌性感染。

二、治疗原则

上呼吸道病毒感染目前尚无特殊抗病毒药物,通常以对症处理、休息、忌烟、多饮水、保持室内空气流通、防治继发细菌感染为主。

(一)对症治疗

可选用含有解热镇痛、减少鼻咽充血和分泌物、镇咳的抗感冒复合剂或中成药,如对乙酰氨基酚、双酚伪麻片、美扑伪麻片、银翘解毒片等。儿童忌用阿司匹林或含阿司匹林药物以及其他水杨酸制剂,因为,此类药物与流感的肝脏和神经系统并发症(Reye 综合征)相关,偶可致死。

(二)支持治疗

休息、多饮水、注意营养,饮食要易于消化,特别在儿童和老年患者更应重视。密切观察和监测并发症,抗生素仅在明确或有充分证据提示继发细菌感染时有应用指征。

(三)抗流感病毒药物治疗

现有抗流感病毒药物有两类:即离子通道 M_2 阻滞剂和神经氨酸酶抑制剂。其中 M_2 阻滞剂只对甲型流感病毒有效,治疗患者中约有 30% 可分离到耐药毒株,而神经氨酸酶抑制剂对甲、乙型流感病毒均有很好作用,耐药发生率低。

1.离子通道 M_2 阻滞剂

金刚烷胺和金刚乙胺。

(1)用法和剂量:见表 2-1。

表 2-1　金刚烷胺和金刚乙胺用法和剂量

药名	用法和剂量			
	1～9 岁	10～12 岁	13～16 岁	≥65 岁
金刚烷胺	5 mg/(kg·d)(最高 150 mg/d),分 2 次	100 mg,每天 2 次	100 mg,每天 2 次	≤100 mg/d
金刚乙胺	不推荐使用	不推荐使用	100 mg,每天 2 次	100 mg 或 200 mg/d

(2)不良反应:金刚烷胺和金刚乙胺可引起中枢神经系统和胃肠不良反应。中枢神经系统不良反应有神经质、焦虑、注意力不集中和轻微头痛等,其中金刚烷胺较金刚乙胺的发生率高。胃肠道反应主要表现为恶心和呕吐,这些不良反应一般较轻,停药后大多可迅速消失。

(3)肾功能不全患者的剂量调整:金刚烷胺的剂量在肌酐清除率≤50 mL/min时酌情减少,并密切观察其不良反应,必要时可停药,血透对金刚烷胺清除的影响不大。肌酐清除率<10 mL/min 时,金刚乙胺推荐减为 100 mg/d。

2.神经氨酸酶抑制剂

目前有 2 个品种,即奥司他韦和扎那米韦。我国目前只有奥司他韦被批准临床使用。

(1)用法和剂量。①奥司他韦:成人 75 mg,每天 2 次,连服 5 天,应在症状出现 2 天内开始用药。儿童用法见表 2-2,1 岁以内不推荐使用。②扎那米韦:6 岁以上儿童及成人剂量均为每次吸入 10 mg,每天 2 次,连用 5 天,应在症状出现 2 天内开始用药。6 岁以下儿童不推荐使用。

表 2-2　儿童奥司他韦用量(mg)

药名	用量			
	<15 kg	16~23 kg	24~40 kg	>40 kg
奥司他韦	30	45	60	75

(2)不良反应:奥司他韦不良反应少,一般为恶心、呕吐等消化道症状,也有腹痛、头痛、头晕、失眠、咳嗽、乏力等不良反应的报道。扎那米韦吸入后最常见的不良反应有头痛、恶心、咽部不适、眩晕、鼻出血等。个别哮喘和 COPD 患者使用后可出现支气管痉挛和肺功能恶化。

(3)肾功能不全的患者无须调整扎那米韦的吸入剂量。对肌酐清除率 <30 mL/min 的患者,奥司他韦减量至 75 mg,每天 1 次。

(四)抗生素治疗

通常不需要抗生素治疗。如有细菌感染,可根据病原菌选用敏感的抗生素。经验用药,常选青霉素、第一代和第二代头孢菌素、大环内酯类或氟喹诺酮类。

第二节　急性气管-支气管炎

急性气管-支气管炎是由生物、物理、化学刺激或过敏等因素引起的气管-支气管黏膜的急性炎症。多为散发,年老体弱者易感。临床上主要表现为咳嗽、咳痰,一般为自限性,最终痊愈并恢复功能。

一、病因和发病机制

(一)感染

本病常发生于普通感冒或鼻、咽喉及气管、支气管的其他病毒感染之后,常伴有继发性细菌感染。引起急性支气管炎的病毒主要有腺病毒、冠状病毒、副流感病毒、呼吸道合胞病毒和单纯疱疹病毒,常见的细菌有流感嗜血杆菌、肺炎链球菌,支原体和衣原体也可引起急性感染性支气管炎。

(二)理化因素

各种粉尘、强酸、氨、某些挥发性有机溶剂、氯、硫化氢、二氧化硫及吸烟等均可刺激气管-支气管黏膜,引起急性损伤和炎症反应。

(三)变态反应

常见的变应原包括花粉、有机粉尘、真菌孢子、动物皮毛等;寄生虫卵在肺内移行也可以引起气管-支气管急性炎症。

二、病理

早期气管、支气管黏膜充血,之后出现黏膜水肿,黏膜下层白细胞浸润,伴有上皮细胞损伤,腺体肥大增生。

三、临床表现

(一)症状

急性起病。开始时表现为干咳,但数小时或数天后出现少量黏痰,随后出现较多的黏液或黏液脓性痰,明显的脓痰则提示合并细菌感染。部分患者有烧灼样胸骨后痛,咳嗽时加重。患者一般全身症状较轻,可有发热。咳嗽、咳痰一般持续 2~3 周。少数患者病情迁延不愈,可演变成慢性支气管炎。

(二)体征

如无合并症,急性支气管炎几乎无肺部体征,少数患者可能闻及散在干、湿性啰音,部位不固定。持续存在的胸部局部体征则提示支气管肺炎的发生。

四、实验室和其他检查

血液白细胞计数多正常。由细菌感染引起者,则白细胞计数及中性粒细胞百分比增高,血沉加快。痰培养可发现致病菌。X 线胸片常有肺纹理增强,也可无异常表现。

五、诊断

通常根据症状和体征,结合血象和 X 线胸片,可做出诊断。痰病毒和细菌检查有助于病因诊断。应注意与流行性感冒、急性上呼吸道感染鉴别。

六、治疗

(一)一般治疗

多休息,发热期间应鼓励患者饮水,一般应达到 $3\sim4$ L/d。

(二)对症治疗

1.祛痰镇咳

咳嗽无痰或少痰的患者,可给予右美沙芬、喷托维林等镇咳药。有痰而不易咳出的患者,可选用盐酸氨溴索、溴己新化痰,也可进行雾化吸入。棕色合剂兼有镇咳和化痰两种作用,在临床上较为常用。也可选用中成药镇咳祛痰。

2.退热

发热可用解热镇痛药,如阿司匹林每次口服 $0.3\sim0.6$ g,3 次/天,必要时每 4 小时1 次。或对乙酰氨基酚每次口服 $0.5\sim1.0$ g,3～4 次/天,1 天总量不超过 2 g。

3.抗菌药物治疗

抗生素只在有细菌感染时使用,可首选新大环内酯类或青霉素类,也可选用头孢菌素类或喹诺酮类。如症状持续、复发或病情异常严重时,应根据痰培养及药敏试验选择抗生素。

七、健康指导

增强体质,预防上呼吸道感染。治理空气污染,改善生活环境。

八、预后

绝大部分患者预后良好,少数患者可迁延不愈。

第三节 慢性支气管炎

慢性支气管炎是由感染或非感染因素引起气管、支气管黏膜及其周围组织的慢性非特异性炎症。临床上以慢性咳嗽、咳痰或气喘为主要症状。疾病不断进展，可并发阻塞性肺气肿、肺源性心脏病，严重影响劳动和健康。

一、病因和发病机制

病因尚未完全清楚，一般认为是多种因素长期相互作用的结果，这些因素可分为外因和内因两个方面。

（一）吸烟

大量研究证明吸烟与慢性支气管炎的发生有密切关系。吸烟时间越长，量越多，患病率也越高。戒烟可使症状减轻或消失，病情缓解，甚至痊愈。

（二）理化因素

理化因素包括刺激性烟雾、粉尘、大气污染（如二氧化硫、二氧化氮、氯气、臭氧等）的慢性刺激。这些有害气体的接触者慢性支气管炎患病率远较不接触者为高。

（三）感染因素

感染是慢性支气管炎发生、发展的重要因素，病毒感染以鼻病毒、黏液病毒、腺病毒和呼吸道合胞病毒为多见。细菌感染常继发于病毒感染之后，如肺炎链球菌、流感嗜血杆菌等。这些感染因素造成气管、支气管黏膜的损伤和慢性炎症。感染虽与慢性支气管炎的发病有密切关系，但目前尚无足够证据说明为首发病因，只认为是慢性支气管炎的继发感染和加剧病变发展的重要因素。

（四）气候

慢性支气管炎发病及急性加重常见于冬天寒冷季节，尤其是在气候突然变化时。寒冷空气可以刺激腺体，增加黏液分泌，使纤毛运动减弱，黏膜血管收缩，有利于继发感染。

（五）变态反应因素

变态反应因素主要与喘息性支气管炎的发生有关。在患者痰液中嗜酸性粒细胞数量与组胺含量都有增高倾向，说明部分病例与变态反应因素有关。尘埃、尘螨、细菌、真菌、寄生虫、花粉以及化学气体等，都可以成为变态反应因素而致病。

（六）呼吸道局部免疫功能降低及自主神经功能失调

该症状为慢性支气管炎发病提供内在的条件。老年人常因呼吸道的免疫功能减退，免疫球蛋白的减少，呼吸道防御功能退化等导致患病率较高。副交感神经反应增高时,微弱刺激即可引起支气管收缩痉挛,分泌物增多,而产生咳嗽、咳痰、气喘等症状。

综上所述,当机体抵抗力减弱时,呼吸道在不同程度易感性的基础上,有一种或多种外因的存在,长期反复作用,可发展成为慢性支气管炎。如长期吸烟损害呼吸道黏膜,加上微生物的反复感染,可发生慢性支气管炎。

二、病理

由于炎症反复发作,引起上皮细胞变性、坏死和鳞状上皮化生,纤毛变短、参差不齐或稀疏脱落。黏液腺泡明显增多,腺管扩张,杯状细胞也明显增生。支气管壁有各种炎性细胞浸润、充血、水肿和纤维增生。支气管黏膜发生溃疡,肉芽组织增生,严重者支气管平滑肌和弹性纤维也遭破坏以致机化,引起管腔狭窄。

三、临床表现

(一)症状

起病缓慢,病程长,常反复急性发作而逐渐加重。主要表现为慢性咳嗽、咳痰、喘息。开始症状轻微,气候变冷或感冒时,则引起急性发作,这时患者咳嗽、咳痰、喘息等症状加重。

1.咳嗽

主要由支气管黏膜充血、水肿或分泌物积聚于支气管腔内而引起咳嗽。咳嗽严重程度视病情而定,一般晨间和晚间睡前咳嗽较重,有阵咳或排痰,白天则较轻。

2.咳痰

痰液一般为白色黏液或浆液泡沫性,偶可带血。起床后或体位变动可刺激排痰,因此,常以清晨排痰较多。急性发作伴有细菌感染时,则变为黏液脓性痰,咳嗽和痰量也随之增加。

3.喘息或气急

喘息性慢性支气管炎可有喘息,常伴有哮鸣音。早期无气急。反复发作数年,并发阻塞性肺气肿时,可伴有轻重程度不等的气急,严重时生活难以自理。

(二)体征

早期可无任何异常体征。急性发作期可有散在的干、湿性啰音,多在背部及肺底部,咳嗽后可减少或消失。喘息型可听到哮鸣音及呼气延长,而且不易完全消失。并发肺气肿时有肺气肿体征。

四、实验室和其他检查

(一)X线检查

早期可无异常。病变反复发作,可见两肺纹理增粗、紊乱,呈网状或条索状、斑点状阴影,以下肺野较明显。

(二)呼吸功能检查

早期常无异常。如有小呼吸道阻塞,最大呼气流速-容积曲线在 75% 和 50% 肺容量时,流量明显降低,它比第一秒用力呼气容积更为敏感。发展到呼吸道狭窄或有阻塞时,常有阻塞性通气功能障碍的肺功能表现,如第一秒用力呼气量占用力肺活量的比值减少(<70%),最大通气量减少(低于预计值的 80%);流速-容量曲线降低更为明显。

(三)血液检查

慢支急性发作期或并发肺部感染时,可见白细胞计数及中性粒细胞占比增多。喘息型者嗜酸性粒细胞可增多。缓解期多无变化。

(四)痰液检查

涂片或培养可见致病菌。涂片中可见大量中性粒细胞,已破坏的杯状细胞,喘息型者常见较多的嗜酸性粒细胞。

五、诊断和鉴别诊断

(一)诊断标准

根据咳嗽、咳痰或伴喘息,每年发病持续 3 个月,连续 2 年或以上,并排除其他引起慢性咳嗽的心、肺疾病,可做出诊断。如每年发病持续不足 3 个月,而有明确的客观检查依据(如 X 线片、呼吸功能等)也可诊断。

(二)分型、分期

1.分型

可分为单纯型和喘息型两型。单纯型的主要表现为咳嗽、咳痰;喘息型者除有咳嗽、咳痰外尚有喘息,伴有哮鸣音,喘鸣在阵咳时加剧,睡眠时明显。

2.分期

按病情进展可分为 3 期。急性发作期是指"咳""痰""喘"等症状任何一项明显加剧,痰量明显增加并出现脓性或黏液脓性痰,或伴有发热等炎症表现 1 周之内。慢性迁延期是指有不同程度的"咳""痰""喘"症状迁延 1 个月以上者。临床缓解期是指经治疗或临床缓解,症状基本消失或偶有轻微咳嗽少量痰液,保持 2 个月以上者。

(三)鉴别诊断

慢性支气管炎需与下列疾病相鉴别。

1.支气管哮喘

常于幼年或青年突然起病,一般无慢性咳嗽、咳痰史,以发作性、呼气性呼吸困难为特征。发作时两肺布满哮鸣音,缓解后可无症状。常有个人或家族过敏性疾病史。喘息型慢性支气管炎多见于中、老年,一般以咳嗽、咳痰伴发喘息及哮鸣音为主要症状,感染控制后症状多可缓解,但肺部可听到哮鸣音。典型病例不难区别,但哮喘并发慢性支气管炎和(或)肺气肿则难以区别。

2.咳嗽变异性哮喘

以刺激性咳嗽为特征,常由受到灰尘、油烟、冷空气等刺激而诱发,多有家族史或过敏史。抗生素治疗无效,支气管激发试验阳性。

3.支气管扩张

具有咳嗽、咳痰反复发作的特点,合并感染时有大量脓痰,或反复咯血。肺部以湿啰音为主,可有杵状指(趾)。X 线检查常见下肺纹理粗乱或呈卷发状。支气管造影或 CT 检查可以鉴别。

4.肺结核

多有发热、乏力、盗汗、消瘦等结核中毒症状,咳嗽、咯血等以及局部症状。经 X 线检查和痰结核菌检查可以明确诊断。

5.肺癌

患者年龄常在 40 岁以上,特别是有多年吸烟史,发生刺激性咳嗽,常有反复发生或持续的血痰,或者慢性咳嗽性质发生改变。X 线检查可发现有块状阴影或结节状影或阻塞性肺炎。用抗生素治疗,未能完全消散,应考虑肺癌的可能,痰脱落细胞检查或经纤维支镜活检一般可明确诊断。

6.肺尘埃沉着病

有粉尘等职业接触史。X 线检查肺部可见硅结节,肺门阴影扩大及网状纹理增多,可做出诊断。

六、治疗

在急性发作期和慢性迁延期应以控制感染和祛痰、镇咳为主。伴发喘息时,应予解痉平喘治疗。对临床缓解期宜加强锻炼,增强体质,提高机体抵抗力,预防复发为主。

(一)急性发作期的治疗

1.控制感染

根据致病菌和感染严重程度或药敏试验选择抗生素。轻者可口服,较重患者用肌内注射或静脉滴注抗生素。常用的有喹诺酮类、头孢菌素类、大环内酯类、β-内酰胺类或磺胺类口服,如左氧氟沙星 0.4 g,1 次/天;罗红霉素 0.3 g,2 次/天;阿莫西林 2~4 g/d,分 2~4 次口服;头孢呋辛 1.0 g/d,分 2 次口服;复方磺胺甲噁唑 2 片,2 次/天。能单独应用窄谱抗生素时应尽量避免使用广谱抗生素,以免二重感染或产生耐药菌株。

2.祛痰、镇咳

可改善患者症状,迁延期仍应坚持用药。可选用氯化铵合剂 10 mL,3 次/天;也可加用溴己新 8~16 mg,3 次/天;盐酸氨溴索 30 mg,3 次/天。干咳则可选用镇咳药,如右美沙芬、那可丁等。中成药镇咳也有一定效果。对年老体弱无力咳痰者或痰量较多者,更应以祛痰为主,协助排痰,畅通呼吸道。应避免应用强的镇咳药,如可待因等,以免抑制中枢,加重呼吸道阻塞和炎症,导致病情恶化。

3.解痉、平喘

主要用于喘息明显的患者,常选用氨茶碱 0.1 g,3 次/天,或用茶碱控释药;也可用特布他林、沙丁胺醇等 β_2 激动药加糖皮质激素吸入。

4.气雾疗法

对于痰液黏稠不易咳出的患者,雾化吸入可稀释气管内的分泌物,有利排痰。目前主要用超声雾化吸入,吸入液中可加入抗生素及痰液稀释药。

(二)缓解期治疗

(1)加强锻炼,增强体质,提高免疫功能,加强个人卫生,注意预防呼吸道感染,如感冒流行季节避免到拥挤的公共场所,出门戴口罩等。

(2)避免各种诱发因素的接触和吸入,如戒烟、脱离接触有害气体的工作岗位等。

(3)反复呼吸道感染者可试用免疫调节药或中医中药治疗,如卡介苗、多糖核酸、胸腺素等。

第四节　弥漫性泛细支气管炎

弥漫性泛细支气管炎（diffuse panbronchiolitis，DPB）是以两肺弥漫性呼吸性细支气管及其周围慢性炎症为特征的独立性疾病。目前认为 DPB 是东亚地区所特有的人种特异性疾病。DPB 的病理学特点为以呼吸性细支气管为中心的细支气管炎及细支气管周围炎，因炎症累及呼吸性细支气管壁的全层，故称之为弥漫泛细支气管炎。临床表现主要为慢性咳嗽、咳痰、活动后呼吸困难。胸部听诊可闻及间断性啰音。80% 以上的 DPB 患者合并或既往有慢性鼻旁窦炎。胸部 X 线可见两肺弥漫性颗粒样结节状阴影，尤其胸部 CT 扫描显示两肺弥漫性小叶中心性颗粒样结节状阴影对协助诊断具有重要意义。肺功能检查主要为阻塞性通气功能障碍，但早期出现低氧血症，而弥散功能通常在正常范围内。实验室检查血清冷凝集试验效价升高，多在 1：64 以上。本病是一种可治性疾病，治疗首选红霉素等大环内酯类，疗效显著。

一、流行病学

1969 年日本学者山中根据病理学改变首次报道了 DPB。20 世纪 70 年代本间等从临床提出 DPB 为一种独立性疾病。20 世纪 90 年代初欧美教科书对 DPB加以描述，使其成为世界公认的新疾病。1980 年日本开始 DPB 流行病学调查，80 年代初调查结果推测日本 DPB 的发病率为 11.1/10 万，1995 年为 3.4/10 万。目前 DPB 最多见于日本，自 1992 年开始在东亚地区如韩国、中国等也有报道，然而欧美报道的病例极少且其中约 50% 是亚洲人种。我国 1996 年首次报道明确诊断的 DPB，以后陆续报道了一些病例，但至今我国仍无流行病学调查资料。最近研究表明 DPB 是东亚地区所特有的人种特异性疾病。

二、病因

DPB 的病因至今不明，但可能与以下因素有关。

（一）遗传因素

近年研究表明 DPB 发病有明显的人种差别，且部分患者有家族发病。此外，84.8% 的 DPB 患者合并有慢性鼻旁窦炎或家族内鼻旁窦炎支气管综合征（sino bronchial syndrome，SBS），因此有学者推测遗传因素可能是 DPB 及其与慢性鼻旁窦炎相关性的发病基础。目前认为 DPB 可能是一种具有多基因遗传倾向的呼吸系统疾病。最近研究结果表明,DPB 与人体白细胞抗原基因(HLA)密切相关,日本 DPB 患者与 HLA-B54 基因有高度的相关性;而在韩国 DPB 患者与 HLA-A11 有高度的相关性。有报道我国 DPB 患者可能与 HLA-B54 及 HLA-A11 有一定相关性。2000 年,Keicho 等认为 DPB 的易感基因存在于第 6 染色体短臂上的 HLA-B 位点和 A 位点之间,距离 B 位点 300 kb 处为中心的范围内。最近研究推测 DPB 发病可能与 TAP 基因、白介素-8(IL-8)基因、CETR 基因以及与黏蛋白基因(MUC5B)有关。

(二)慢性气道炎症与免疫系统异常

部分 DPB 患者支气管肺泡灌洗液(BALF)中中性粒细胞、IL-8 及白三烯 B4 等均明显升高提示本病存在慢性气道炎症病变。此外,以下因素提示本病可能与免疫系统功能障碍有关:①血冷凝集试验效价升高以及部分患者 IgA 增高;②病理检查显示呼吸性细支气管区域主要为淋巴细胞、浆细胞浸润和聚集;③DPB患者 BALF 中 CD8 淋巴细胞总数增高;④部分 DPB 患者与类风湿关节炎、成人 T 细胞白血病、非霍奇金淋巴瘤等并存。

(三)感　染

DPB 患者常合并铜绿假单胞菌感染,但铜绿假单胞菌是 DPB 的病因还是继发感染尚不清楚。有报道应用铜绿假单胞菌接种到动物气道内可成功建立 DPB 动物模型。也有人认为由于细菌停滞于气道黏膜上,引起由铜绿假单胞菌产生的弹性硬蛋白酶和一些炎症介质的生成,可能是造成 DPB 气道上皮细胞的损伤和气道炎症的原因。

三、病理

DPB 的病理学特征为以两肺呼吸性细支气管为中心的细支气管炎及细支气管周围炎。因炎症病变累及两肺呼吸性细支气管的全层,故称之为弥漫性泛细支气管炎。

大体标本肉眼观察肺表面及切面均可见弥漫性分布的浅黄色或灰白色 2～3 mm 的小结节,结节大小较均匀,位于呼吸性细支气管区域,以两肺下叶多见。通常显示肺过度充气。镜下可见在呼吸性细支气管区域有淋巴细胞、浆细胞、组织细胞等圆形细胞的浸润,导致管壁增厚,常伴有淋巴滤泡增生。由于息肉样肉芽组织充填于呼吸性细支气管腔内,导致管壁狭窄或闭塞;呼吸性细支气管壁及周围的肺间质、肺泡隔、肺泡腔内可见吞噬脂肪的泡沫细胞聚集。病情进展部分患者可见支气管及细支气管扩张和末梢气腔的过度膨胀。有日本学者提出以下DPB病理诊断标准:①病变为累及两肺的弥漫性慢性气道炎症;②慢性炎症以细支气管及肺小叶中心部为主;③呼吸性细支气管壁、肺泡壁及肺泡间质泡沫细胞聚集和淋巴细胞浸润。

四、临床表现

本病常隐匿缓慢发病。发病可见于任何年龄,但多见于40~50岁的成年人。发病无性别差异。临床表现如下。

(一)症状

症状主要为慢性咳嗽、咳痰、活动后呼吸困难。首发症状常为咳嗽、咳痰,逐渐出现活动后呼吸困难。患者常在疾病早期反复合并有下呼吸道感染,咳大量脓性痰,而且痰量异常增多,每天咳痰量可达数百毫升。如不能及时治疗,病情呈进行性进展,可发展为继发性支气管扩张,呼吸衰竭,肺动脉高压和肺源性心脏病。

(二)体征

胸部听诊可闻及间断性湿啰音或粗糙的捻发音,有时可闻及干啰音或哮鸣音,尤以两下肺明显。啰音的多少主要决定于支气管扩张及气道感染等病变的程度。祛痰药物或抗生素治疗后,啰音均可减少。部分患者因存在支气管扩张可有杵状指。

(三)合并慢性鼻窦炎

80%以上DPB患者都合并有或既往有慢性鼻旁窦炎,部分患者有鼻塞、流脓涕或嗅觉减退等,但有些患者无症状,仅在进行影像学检查时被发现。如疑诊为DPB患者,应常规拍摄鼻窦X线或鼻窦CT。

五、辅助检查

(一)胸部X线/肺部CT检查

胸部X线可见两肺野弥漫性散在分布的边缘不清的颗粒样结节状阴影,直径在2~5 mm,多在2 mm以下,以两下肺野显著,常伴有肺过度膨胀。随病情进展,常可见肺过度膨胀及支气管扩张的双轨征。

肺部CT或胸部HRCT特征:①两肺弥漫性小叶中心性颗粒状结节影;②结节与近端支气管血管束的细线相连形成"Y"字形树芽征;③病情进展细小支气管扩张呈小环状或管状影,伴有管壁增厚。HRCT的这种特征性改变是诊断 DPB 非常重要的影像学依据。影像学显示的颗粒样小结节状阴影为呼吸性细支气管区域的炎性病变所致,随着病情加重或经大环内酯类抗生素治疗后,小结节状阴影可扩大或缩小乃至消失。

(二)肺功能检查及血气分析

肺功能主要为阻塞性通气功能障碍,病情进展可伴有肺活量下降,残气量(率)增加,但通常弥散功能在正常范围内。部分患者可伴有轻、中度的限制性通气功能障碍或混合性通气功能障碍。一秒用力呼气容积与用力肺活量比值(FEV_1/FVC)<70%,肺活量占预计值的百分比(VC%)<80%。残气量占预计值的百分比(RV%)>150%或残气量占肺总量的百分比(RV/TLC%)>45%。在日本早期的 DPB 诊断指标中,曾要求在以上肺功能检查中至少应具备三项,但弥散功能和肺顺应性通常在正常范围内,这对于我国临床诊断 DPB 患者有一定的参考价值。动脉血氧分压(PaO_2)<10.7 kPa(80 mmHg),发病初期就可以发生低氧血症,进展期可有高碳酸血症。

(三)实验室检查

日本 DPB 患者 90%血清冷凝集试验效价升高,多在 1:64 以上,但支原体抗体多为阴性。我国患者冷凝集试验阳性率较低。部分患者可有血清 IgA、IgM 和血 CD4/CD8 比值增高,γ-球蛋白增高,血沉增快,类风湿因子阳性,但非特异性。部分患者可有血清 HLA-B54 或 HLA-A11 阳性。痰细菌学检查可发现起病初期痰中多为流感嗜血杆菌及肺炎链球菌,晚期多为铜绿假单胞菌感染。

(四)慢性鼻旁窦炎的检查

慢性鼻旁窦炎可选择鼻窦 X 线或鼻窦 CT 检查,以确定有无鼻旁窦炎。受累部位可为单侧或双侧上颌窦、筛窦、额窦等。

(五)病理检查

病理检查是确诊 DPB 的"金标准"。如果肺活检能发现典型的 DPB 病理学改变即可确诊。经支气管镜肺活检(TBLB)方法简便且安全,但常因标本取材少,而且不一定能取到呼吸性细支气管肺组织,有一定的局限性。如欲提高检出率,应在 TBLB 检查时,取 3~5 块肺组织,如仍不能确诊,应行胸腔镜下肺活检或开胸肺活检,可提高本病的确诊率。

六、诊断标准

(一)临床诊断标准

日本于 1980 年首次推出 DPB 诊断标准后,厚生省于 1995 年进行了修改,1998 年其再次对 DPB 临床诊断标准进行了重新修改。目前日本和我国均使用 1998 年修改的临床诊断标准。DPB 临床诊断标准(1998 年日本厚生省)如下。

(1)必要条件:①持续咳嗽、咳痰、活动后呼吸困难;②影像学确定的慢性鼻旁窦炎或有明确的既往史;③胸部 X 线可见弥漫性分布的两肺颗粒样结节状阴影或胸部 CT 见两肺弥漫性小叶中心性颗粒样结节状阴影。

(2)参考条件:①胸部间断性湿啰音;②第 1 秒用力呼气容积与用力肺活量比值($FEV_1/FVC\%$)<70%以及动脉血氧分压(PaO_2)<10.7 kPa(80 mmHg);③血清冷凝集试验效价>1:64。

(3)临床诊断。①临床确诊:符合必要条件①+②+③加参考条件中的 2 项以上;②临床拟诊:符合必要条件①+②+③;③临床疑似诊断:符合必要条件①+②。

(二)病理确诊

肺组织病理学检查是诊断 DPB 的"金标准"。肺活检如能发现前述典型的 DPB 病理学改变即可确诊。

(三)鉴别诊断

本病应与慢性支气管炎和慢性阻塞性肺气肿、支气管扩张症、阻塞性细支气管炎(BO)、肺间质纤维化、支气管哮喘、囊性纤维化、肺尘埃沉着病、粟粒肺结核、支气管肺泡癌等相鉴别。

1.慢性阻塞性肺疾病

本病主要临床特点为长期咳嗽、咳痰或伴有喘息,晚期有呼吸困难,在冬季症状加重。患者多有长期较大量吸烟史。多见于老年男性。胸部 X 线可出现肺纹理增多、紊乱,呈条索状、斑点状阴影,以双下肺野明显。晚期肺充气过度,肺容积扩大,肋骨平举,肋间隙增宽,横膈低平下移,心影呈垂滴形,部分患者有肺大疱。胸部 CT 检查可确定小叶中心型或全小叶型肺气肿。肺功能检查为阻塞性通气功能障碍,$FEV_1/FVC\%$下降和残气量(RV)增加更为显著,弥散功能可有降低。COPD 的病理改变为终末细支气管远端气腔持续性不均、扩大及肺泡壁的破坏,而 DPB 病理为局灶性肺充气过度,极少有肺泡破坏。DPB 80%以上患者存在慢性副鼻旁窦炎,大部分患者血清冷凝集试验效价增高,而且 DPB 患者的肺弥散功能和顺应性通常在正常范围,此外,DPB 影像学胸部 X 线可见弥漫性分布两肺的颗粒样结节状阴影或胸部 CT 可见两肺弥漫性小叶中心性颗粒样结节状阴影也与 COPD 不同,可资鉴别。

2.支气管扩张症

本病主要症状为慢性咳嗽、咳痰和反复咯血。肺部可闻及固定性持续不变的湿性啰音。本病胸部 HRCT 可见多发囊状阴影及明确均匀的壁,然而支气管扩张的囊状阴影一般按支气管树分布,位于肺周围者较少,囊壁较厚,同时可见呈轨道征或迂曲扩张的支气管阴影。DPB 患者一般无咯血,晚期患者胸部 X 线可有细支气管扩张改变,但 DPB 影像学主要表现为两肺弥漫性分布的颗粒样结节状阴影。对可疑患者应进一步检查有无慢性副鼻旁窦炎和血清冷凝集试验效价等,以除外在 DPB 的基础上合并继发性支气管扩张症。

3.阻塞性细支气管炎(BO)

本病是一种小气道疾病。临床表现为急速进行性呼吸困难,肺部可闻及高调的吸气中期干鸣音;X 线提示肺过度通气,但无浸润影,也很少有支气管扩张;肺功能显示阻塞性通气功能障碍,而弥散功能正常;肺组织活检显示直径为 1~6 mm 的小支气管和细支气管的瘢痕狭窄和闭塞,管腔内无肉芽组织息肉,而且肺泡管和肺泡正常。DPB 患者起病缓慢,先有慢性咳嗽、咳痰史,活动时呼吸困难逐渐发生。胸部听诊多为间断性湿啰音。胸部 X 线检查可见弥漫性分布的两肺颗粒样结节状阴影,HRCT 可见两肺弥漫性小叶中心性颗粒样结节阴影,与 BO 不同。此外,病理改变也与阻塞性细支气管炎不同,故可以鉴别。

4.肺间质纤维化

本病最主要的症状是进行性加重的呼吸困难,其次为干咳。体征上本病有半数以上的患者双肺可闻及 Velcro 啰音。胸片主要为间质性改变,早期可有磨玻璃样阴影,此后可出现细结节样或网状结节影,易与 DPB 混淆,但肺间质纤维化有肺容积的缩小和网状、蜂窝状阴影。此外,肺间质纤维化有明显的肺弥散功能降低,而且病理可以与 DPB 不同,可资鉴别。

七、治疗

1987 年,日本工滕翔二等发现红霉素等大环内酯类药物治疗 DPB 具有显著疗效。目前红霉素、克拉霉素及罗红霉素等大环内酯类药物已成为 DPB 的基本疗法。大环内酯类药物阿奇霉素可能也有效,但尚需更多病例观察来证实。本病一旦确诊后应尽早开始治疗。2000 年,日本厚生省重新修改了 DPB 的治疗指南。

(一)治疗方案

1.一线治疗

日本方案:红霉素 400～600 mg/d,分 2 次口服。我国红霉素剂型不同于日本,具体方案:红霉素250 mg,每天口服 2 次。用药期间应注意复查肝功能等。如果存在以下情况可选用二线治疗药物:①存在红霉素的不良反应;②药物相互拮抗作用;③使用红霉素治疗 1～3 个月无效者。

2.二线治疗

日本方案:克拉霉素 200～400 mg/d,或服用罗红霉素 150～300 mg/d,每天口服 1～2 次。我国具体方案:克拉霉素 250～500 mg/d,每天口服 1～2 次;罗红霉素 150～300 mg/d,每天口服 1～2 次。用药期间应监测肝功能等不良反应。

(二)疗效评估及疗程

在用药后 1～3 个月,评估临床症状并行肺功能、动脉血气分析及胸部影像学检查,以确定是否有效。如有效(临床症状、肺功能、血气分析及胸部影像学改善),可继续使用红霉素或克拉霉素或罗红霉素,用药至少需要 6 个月。服药6 个月后如果仍有临床症状应继续服用以上药物 2 年。如应用以上药物治疗3 个月以上仍无效者应考虑是否为 DPB 患者,应谨慎排除其他疾病的可能。

(三)停药时间

(1)早期 DPB 患者,经 6 个月治疗后病情恢复正常者可考虑停药。

(2)进展期 DPB 患者,经 2 年治疗后病情稳定者可以停药。停药后复发者再用药仍有效。

(3)DPB 伴有严重肺功能障碍或广泛支气管扩张或伴有呼吸衰竭的患者,需长期给药,疗程不少于 2 年。

(四)DPB 急性发作期治疗

如果 DPB 患者出现发热、咳脓痰、痰量增加等急性加重情况时,多为铜绿假单胞菌等细菌导致支气管扩张合并感染,此时应加用其他抗生素,如 β-内酰胺类/酶抑制药或头孢三代或氟喹诺酮类抗生素等,或根据痰培养结果选择抗生素。

(五)其他辅助治疗

其他辅助治疗包括使用祛痰药和支气管扩张药,有低氧血症时进行氧疗。

第五节　闭塞性细支气管炎伴机化性肺炎

闭塞性细支气管炎伴机化性肺炎(BOOP)以小气道内肉芽组织机化闭塞为突出表现,包括结缔组织增生形成腔内息肉,纤维渗出,肺泡内巨噬细胞聚集,肺泡壁炎症,但肺组织结构完整。现认为称隐源性机化性肺炎(COP)更合适。多见于50~60岁,但也可发生于21~80岁患者,男女性别无差异,与吸烟关系不大。临床表现差异较大,大多数发病呈亚急性,通常病程在1~6个月。糖皮质激素疗效好,约2/3患者经治疗后临床和病理生理异常可完全恢复正常,因病情进展而死亡者少。

一、病因和分类

(1)特发性 BOOP 最多见。

(2)与已知病因的疾病有关的 BOOP:如感染(细菌、病毒、寄生虫和真菌),药物(金制剂、甲氨蝶呤、头孢霉素、胺碘酮和博来霉素等)及胸部放疗后。

(3)与未知病因的疾病有关的 BOOP:结缔组织疾病[如类风湿关节炎、干燥综合征常见,系统性红斑狼疮(SLE)和系统性硬化较少],骨髓移植或肺移植(10%的患者可发生),淋巴瘤、白血病、慢性甲状腺炎、酒精性肝硬化等。

二、诊断

(一)临床表现

1.流感样前驱症状

如发热、咽痛、干咳、浑身不适、呼吸困难(以活动后明显)。

2.体征

约1/4的患者查体无阳性发现,多数(2/3)患者可闻吸气 Velero 啰音,发绀及杵状指少见。

(二)实验室检查

1.胸部 X 线及 HRCT

(1)双侧多发性片状实变影最常见,且最具特征性,阴影可游走,也可见到磨玻璃样改变,但较非特异性间质性脑炎(NSIP)少。

(2)双侧弥漫性不对称网格样间质渗出,伴斑片状肺泡浸润或网格结节样改变,但无蜂窝样改变。很少导致肺结构畸形。

(3)孤立的局灶性肺炎型病灶多位于上肺,阴影内常显示"空气-支气管造影"征,偶有空洞。常需手术探查方可确诊。

2.常规实验室检查

血沉显著增快,可达 100 mm/h,其中大于 60 mm/h 的约占 30%;C-反应蛋白增加;白细胞及中性粒细胞计数轻度到中度增加;自身抗体阴性或轻度阳性,与典型自身免疫性疾病不一样。

3.肺功能

轻或中度限制性通气功能障碍和 CO 弥散量降低,偶可正常。虽有"闭塞性"细支气管炎之称,但并无阻塞性通气功能改变。

4.BALF

淋巴细胞(20%～40%)、中性粒细胞(10%)及嗜酸性粒细胞(5%)混合性增加,在多发性肺泡渗出型具有相当的特殊性。巨噬细胞减少且常有"空泡"状改变(泡沫状巨噬细胞),CD4/CD8 下降。

5.肺活检

病理特点为细支气管、肺泡管、肺泡腔内肉芽组织增生形成肉芽或栓子(Masson 小体),肉芽可从一个肺泡通过 Kohn 孔扩展到邻近肺泡,形成"蝴蝶"。肺泡腔内空泡样巨噬细胞聚集、肺泡壁炎症、纤维蛋白渗出、黏液样结缔组织形成圆球。

6.其他

肾上腺皮质激素治疗效果明显。临床上不支持肺结核、支原体和真菌等肺部感染,抗生素治疗无效。

三、鉴别诊断

(一)特发性肺间质纤维化(IPF)

与 BOOP 临床表现极为相似。但 IPF 全身症状相对较重,有较多、较密的细湿啰音,杵状指多见,血沉较低;BALF 中淋巴细胞不多;X 线及 CT 主要表现为间质性改变,常有肺容积降低及蜂窝肺;对皮质激素治疗反应欠佳。

(二)慢性嗜酸性粒细胞肺炎(CEP)

两者都有嗜酸性粒细胞增加,但 BOOP 很少超过 10%;病理特点:肺泡腔内和基质内有较多的嗜酸性粒细胞浸润。

(三)外源性过敏性肺泡炎

农民,种植蘑菇、养鸟、饲养家禽人员;安装湿化器或空调器的办公人员;吸入诱发试验;抗体补体血清学检查大多可查出抗致病抗原的沉淀抗体。

(四)闭塞性细支气管炎(BO)

闭塞性细支气管炎(BO)是一种真正的小气道疾病,与 BOOP 在临床上和病理学上完全不同,常有因狭窄、瘢痕收缩所致的气道阻塞,但管腔内无息肉。其特点如下:快速进行性呼吸困难,肺部闻及高调吸气中期干鸣音;胸部 X 线显示过度充气,无浸润阴影;肺功能显示阻塞性通气功能障碍,CO 弥散功能正常;病理:可见直径 1～6 mm 的小支气管和细支气管的瘢痕狭窄及闭塞腔内无肉芽组织,肺泡管及肺泡正常。

四、治疗

(一)糖皮质激素

糖皮质激素为首选的药物,疗效甚好,用后临床表现可在 48 小时内好转,大部分在治疗 1 周后出现明显的临床症状的改善,但影像学完全正常则需数周。其剂量差异较大,泼尼松 0.75～1.5 mg/(kg·d),可因减量出现复发,疗程因人而异,对反复复发者应相应延长治疗时间,常需 6～12 个月。

(二)免疫抑制药

免疫抑制药常与糖皮质激素联合使用,如环磷酰胺(CTX)或甲氨蝶呤(MTX)。

(三)大环内酯类

大环内酯类如红霉素、罗红霉素及阿奇霉素,报道认为长期小剂量治疗病情可逐渐好转。

第三章

呼吸系统常见循环性疾病

第一节 肺 水 肿

肺内正常的解剖和生理机制保持肺间质水分恒定和肺泡处于理想的湿润状态,以利于完成肺的各种功能。如果某些原因引起肺血管外液体量过度增多甚至渗入肺泡,引起生理功能紊乱,则称之为肺水肿。临床表现主要为呼吸困难、发绀、咳嗽、咳白色或血性泡沫痰,两肺散在湿啰音,影像学呈现为以肺门为中心的蝶状或片状模糊阴影。理解肺液体和溶质转运的基本原理是合理有效治疗肺水肿的基础。

一、肺内液体交换的形态学基础

肺泡表面为上皮细胞,肺泡表面约有 90% 被扁平 I 型肺泡细胞覆盖,其余为 II 型肺泡细胞。细胞间连接紧密,正常情况下液体不能透过。II 型肺泡细胞含有丰富的磷脂类物质,主要成分是二软脂酰卵磷脂,其分泌物进入肺泡,在肺泡表面形成一薄层降低肺泡表面张力的肺泡表面活性物质,维持肺泡开放,并有防止肺泡周围间质液向肺泡腔渗漏的功能。II 型肺泡细胞除了分泌表面活性物质外,还参与钠运输。钠先通过肺泡腔侧的阿米洛利敏感性钠通道进入细胞内,再由位于基膜侧的钠钾泵将钠泵入肺间质。肺毛细血管内衬着薄而扁平的内皮细胞,内皮细胞间的连接较为疏松,允许少量液体和某些蛋白质颗粒通过。近来的研究还发现,支气管肺泡上皮还表达 4 种特异性水转运蛋白或称为水通道蛋白(AQP)1、3、4、5,可加速水的转运,参与肺泡液体的交换。(图 3-1)

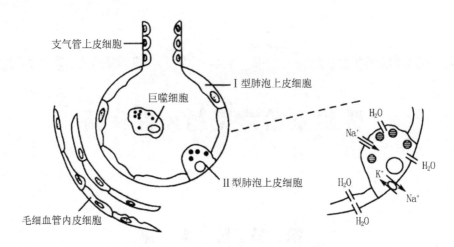

图 3-1 肺泡液体交换形态学基础示意图

电镜观察可见肺泡的上皮与血管的基膜之间不是完全融合,与毛细血管相关的肺泡壁存在一侧较薄和一侧较厚的边。薄侧上皮与内皮的基膜相融合,即由肺泡上皮、基膜和毛细血管内皮三层所组成,有利于血与肺泡的气体交换。厚侧由肺毛细血管内皮层、基膜、胶原纤维和弹力纤维交织网、肺泡上皮、极薄的液体层和表面活性物质层组成。上皮与内皮基膜之间被间隙(肺间质)分离,该间隙与支气管血管束周围间隙、小叶间隔和脏层胸膜下的间隙相连通,以利液体交换。进入肺间质的液体主要通过淋巴系统回收。在厚侧肺泡隔中,电镜下可看到神经和点状胶原物质组成的感受器。当间质水分增加,胶原纤维肿胀刺激"J"感受器,传至中枢,反射性使呼吸加深加快,引起胸腔负压增加,淋巴管液体引流量增多。(图 3-2)

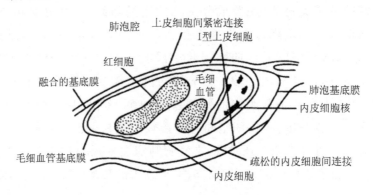

图 3-2 肺泡毛细血管结构示意图

二、发病机制

无肺泡液体清除时,控制水分通过生物半透膜的各种因素可用 Starling 公式概括,若同时考虑到滤过面积和回收液体至血管内的机制,可改写为下面公式:

$$EVLW = \{(SA \times Lp)[(P_{mv} - P_{pmv}) - \sigma(\pi_{mv} - \pi_{pmv})]\} - Flymph$$

式中 EVLW 为肺血管外液体含量;SA 为滤过面积;Lp 为水流体静力传导率;P_{mv} 和 P_{pmv} 分别为微血管内和微血管周围静水压;σ 为蛋白反射系数;π_{mv} 和 π_{pmv}。分别为微血管内和微血管周围胶体渗透压;$Flymph$ 为淋巴流量,概括了所有将液体回收到血管内的机制。

这里之所以使用微血管而不是毛细血管这一术语,是因为液体滤出还可发生在小动脉和小静脉处。此外,$SA \times Lp = K_f$,是水过系数。虽然很难测定 SA 和 Lp,但其中强调了 SA 对肺内液体全面平衡的重要性。反射系数表示血管对蛋白的通透性。如果半透膜完全阻止可产生渗透压的蛋白通过,σ 值为 1.0,相反,如其对蛋白的滤过没有阻力,σ 值为 0。因此,σ 值可反映血管通透性变化影响渗透压梯度,进而涉及肺血管内外液体流动的作用。肺血管内皮的 σ 值为 0.9,肺泡上皮的 σ 值为 1.0。因此,在某种程度上内皮较肺泡上皮容易滤出液体,导致肺间质水肿发生在肺泡水肿前。

从公式可看出,如果 SA、Lp、P_{mv} 和 π_{pmv} 部分或全部增加,其他因素不变,EVLW 即增多。P_{pmv}、σ、π_{mv} 和 $Flymph$ 的减少也产生同样效应。由于重力和肺机械特性的影响,肺内各部位的 P_{mv} 和 P_{pmv} 并不是均匀一致的。在低于右心房水平的肺区域中,虽然 P_{mv} 和 P_{pmv} 均可升高,但前者的升高程度大于后者,这有助于解释为什么肺水肿易首先发生在重力影响最明显的部位。

正常时,尽管肺微血管和间质静水压力受姿势、重力、肺容量乃至循环液体量变化的影响,但肺间质和肺泡均能保持理想的湿润状态。这是由于淋巴系统、肺间质蛋白和顺应性的特征有助于对抗液体潴留并连续不断地清除肺内多余的水分。肺血管静水压力和通透性增加时,淋巴流量可增加 10 倍以上对抗肺水肿的产生。起次要作用的是肺间质内蛋白的稀释效应,它由微血管内静水压力升高后致使液体滤过增多引起,效应是降低 π_{pmv},反过来减少净滤过量,但对血管通透性增加引起的肺水肿不起作用。预防肺水肿的另一因素是顺应性变化效应。肺间质中紧密连接的凝胶结构不易变形,顺应性差,肺间质轻度积液后压力即迅速升高,阻止进一步滤过。但同时由于间质腔扩张范围小,当移除肺间质内水分的速度赶不上微血管滤出的速度时,易发生肺泡水肿。

近来的研究又发现,肺水肿的形成还受肺泡上皮液体清除功能的影响。肺泡Ⅱ型细胞在儿茶酚胺依赖性和非依赖性机制的调节下,可主动清除肺泡内的水分,改善肺水肿。据此,可以推论,肺水肿的发病机制除了 Starling 公式中概括的因素外,还受肺泡上皮主动液体转运功能的左右。只有液体漏出的作用强于回收的作用,并超过了肺泡液体的主动转运能力后才发生肺水肿。而且,肺泡液体转运功能完整也有利于肺水肿的消散。

三、分类

为便于指导临床诊断和治疗,可将肺水肿分为微血管压升高性(高压性肺水肿)、微血管压正常性(常压性肺水肿)和高微血管压合并高肺毛细血管膜通透性肺水肿(混合性肺水肿)3 类(表 3-1)。

表 3-1　肺水肿分类

Ⅰ	高压性肺水肿
	心源性:左心衰竭、二尖瓣病、左心房黏液瘤
	肺静脉受累:原发性静脉闭塞性疾病、纵隔纤维化或肉芽肿病变
	神经源性:颅脑外伤、颅内压升高、癫痫发作后
	常压性肺水肿
	吸入有毒烟雾和可溶性气溶胶:二氧化氮、二氧化硫、一氧化碳、高浓度氧、臭氧、烟雾烧伤、氨气、氯气、光气、有机磷酸酯
	吸入有毒液体:液体性胃内容物、淹溺、高张性造影剂、乙醇
Ⅱ	高原肺水肿
	新生儿暂时性呼吸急促
	胸穿后肺复张胜肺水肿
	血浆胶体渗透压减少
	淋巴回流障碍
	其他:外伤性脂肪栓塞、肺挫伤急性放射性反应、循环毒素(四氧嘧啶、蛇毒)、循环的血管活性物质(组胺、激肽、前列腺素、5-羟色胺)
Ⅲ	混合性肺水肿
	吸毒或注射毒品过量
	急性呼吸窘迫综合征(ARDS)

四、病理和病理生理

肺表面苍白,含水量增多,切面有大量液体渗出。显微镜下观察,可将其分为间质期、肺泡壁期和肺泡期。

间质期是肺水肿的最早表现,液体局限在肺泡外血管和传导气道周围的疏松结缔组织中,支气管、血管周围腔隙和叶间隔增宽,淋巴管扩张。液体进一步潴留时,进入肺泡壁期。液体蓄积在厚的肺泡毛细血管膜一侧,肺泡壁进行性增厚。发展到肺泡期时,充满液体的肺泡壁会丧失其环形结构,出现褶皱。无论是微血管内压力增高还是通透性增加引起的肺水肿,肺泡腔内液体中蛋白与肺间质内相同时,提示表面活性物质破坏,而且上皮丧失了滤网能力。

肺水肿可影响肺顺应性、弥散功能、通气/血流比值和呼吸类型。其程度与病理改变有关,间质期最轻,肺泡期最重。肺含水量增加和肺表面活性物质破坏,可降低肺顺应性,增加呼吸功。间质和肺泡壁液体潴留可加宽弥散距离。肺泡内部分或全部充满液体可引起弥散面积减少和通气/血流比值降低,产生肺泡动脉血氧分压差增加和低氧血症。区域性肺顺应性差异易使吸入气体进入顺应性好的肺泡,加重通气/血流比值失调。同时由于肺间质积液刺激 J 感受器,呼吸浅速,进一步增加每分钟无效腔通气量,减少呼吸效率、增加呼吸功耗。当呼吸肌疲劳不能代偿性增加通气和保证肺泡通气量后,即出现 CO_2 潴留和呼吸性酸中毒。

此外,肺水肿间质期即可表现出对血流动力学的影响。间质静水压升高可压迫附近微血管,增加肺循环阻力,升高肺动脉压力。低氧和酸中毒还可直接收缩肺血管,进一步恶化血流动力学,加重右心负荷,引起心功能不全。

五、临床表现

高压性肺水肿体检时可发现心脏病体征。临床表现依病程而变化。在肺水肿间质期,患者可主诉咳嗽、胸闷、呼吸困难,但因为增加的水肿液体大多局限在间质腔内,只表现轻度呼吸浅速,听不到啰音。因弥散功能受影响或通气/血流比值失调而出现动脉血氧分压降低。待肺水肿液体渗入到肺泡后,患者可主诉咳白色或血性泡沫痰,出现严重的呼吸困难和端坐呼吸,体检时可听到两肺满布湿啰音。血气分析指示低氧血症加重,甚至出现 CO_2 潴留和混合性酸中毒。

常压性和混合性肺水肿的临床表现可因病因而异,而且同一病因引起肺水肿的临床表现也可依不同的患者而变化。吸入有毒气体后患者可表现为咳嗽、胸闷、气急,听诊可发现肺内干啰音或哮鸣音。吸入胃内容物后主要表现为气短、咳嗽,通常为干咳,如果经抢救患者得以存活,度过急性肺水肿期,可咳出脓性黏痰,痰培养可鉴定出不同种类的需氧菌和厌氧菌。淹溺后,由于肺泡内的水分吸收需要一定时间,可表现咳嗽、肺内湿啰音,血气分析提示严重的持续性低氧血症,部分病例表现为代谢性酸中毒,呼吸性酸中毒少见。高原肺水肿的症状发生在到达高原的 12 小时至 3 天内,主要为咳嗽、呼吸困难、乏力和咯血,常合并胸骨后不适。体检可发现发绀和心动过速,吸氧或回到海平面后迅速改善。对于吸毒或注射毒品患者来讲,最严重的并发症之一即是肺水肿。过量应用海洛因后,肺水肿的发生率为 48％～75％,也有报道应用美沙酮、右丙氧芬、氯氮䓬和乙氯维诺可诱发肺水肿。患者送到医院时通常已昏迷,鼻腔和口腔喷出粉红色泡沫状水肿液,发生严重的低氧血症、高碳酸血症、呼吸性合并代谢性酸中毒、ARDS。

六、影像学改变

典型间质期肺水肿的 X 线表现主要为肺血管纹理模糊、增多,肺门阴影不清,肺透光度降低,肺小叶间隔增宽。两下肺肋膈角区可见 Kerley B 线,偶见 Kerley A 线。肺泡水肿主要为腺泡状致密阴影,弥漫分布或局限于一侧或一叶的不规则相互融合的模糊阴影,或呈肺门向外扩展逐渐变淡的蝴蝶状阴影,有时可伴少量胸腔积液,但肺含水量增加 30％以上才可出现上述表现;CT 和磁共振成像术可定量甚至区分肺充血和肺间质水肿,尤其是体位变化前后的对比检查更有意义。

七、诊断和鉴别诊断

根据病史、症状、体检和 X 线表现常可对肺水肿做出明确诊断,但需要肺含水量增多超过 30％时才可出现明显的 X 线变化,必要时可应用 CT 和磁共振成像术帮助早期诊断和鉴别诊断。热传导稀释法和血浆胶体渗透压-肺毛细血管楔压梯度测定可计算肺血管外含水量及判断有无肺水肿,但均需留置肺动脉导管,为创伤性检查。用 [99m]Tc-人血球蛋白微囊或 [113]In-运铁蛋白进行肺灌注扫描时,如果通透性增加可聚集在肺间质中,通透性增加性肺水肿尤其明显。此外,高压性肺水肿与常压性肺水肿在处理上有所不同,两者应加以鉴别(表 3-2)。

表 3-2　高压性肺水肿与常压性肺水肿鉴别

项目	高血压肺水肿	常压性肺水肿
病史	有心脏病史	无心脏病史,但有其他基础疾病史
体征	有心脏病体征	无心脏异常体征
发热和白细胞计数升高	较少	相对较多

续表

项目	高血压肺水肿	常压性肺水肿
X线表现	自肺门向周围蝴蝶状浸润,肺上野血管影增深	肺门不大,两肺周围弥漫性小斑片阴影
水肿液性质	蛋白含量低	蛋白含量高
水肿液胶体渗透压/血浆胶体渗透压	<0.6	>0.7
肺毛细血管楔压	出现充血性心力衰竭静脉注射时 PCWP>2.4 kPa	≤1.6 kPa
肺动脉舒张压-肺毛细血管楔压差	<0.6 kPa	>0.6 kPa
利尿剂治疗效果	心影迅速缩小	心影无变化,且肺部阴影不能在 1～2 天内消散

八、治疗

高压性肺水肿治疗包括以下内容。

(一)病因治疗

输液速度过快者应立即停止或减慢速度。尿毒症患者可用透析治疗。感染诱发者应立即应用恰当抗生素。毒气吸入者应立即脱离现场,给予解毒剂。麻醉剂过量摄入者应立即洗胃及给予对抗药。

(二)氧疗

肺水肿患者通常需要吸入较高浓度氧气才能改善低氧血症,最好用面罩给氧。湿化器内置75％～95％乙醇或 10％硅酮有助于消除泡沫。

(三)吗啡

每剂 5～10 mg 皮下或静脉注射可减轻焦虑,并通过中枢性交感神经抑制作用降低周围血管阻力,使血液从肺循环转移到体循环,并可舒张呼吸道平滑肌,改善通气。对心源性肺水肿效果最好,但禁用于休克、呼吸抑制和慢性阻塞性肺疾病合并肺水肿者。

(四)利尿

静脉注射呋塞米 40～100 mg 或布美他尼 1 mg,可迅速利尿、减少循环血量和升高血浆胶体渗透压,减少微血管滤过液体量。此外静脉注射呋塞米还可扩张静脉,减少静脉回流,在利尿作用发挥前即可产生减轻肺水肿的作用。但不宜用于血容量不足者。

(五)血管舒张剂

血管舒张剂是治疗急性高压性肺水肿的有效药物,通过扩张静脉,促进血液向外周再分配,进而降低肺内促进液体滤出的驱动压。此外,还可扩张动脉、降低系统阻力(心脏后负荷),增加心排血量,其效果可在几分钟内出现。对肺水肿有效的血管舒张剂分别是静脉舒张剂、动脉舒张剂和混合性舒张剂。静脉舒张剂代表为硝酸甘油,以 $10\sim15$ $\mu g/min$ 的速度静脉给药,每 $3\sim5$ 分钟增加 $5\sim10$ μg 的剂量直到平均动脉压下降[通常 >2.7 kPa(20 mmHg)]、肺血管压力达到一定的标准、头痛难以忍受或心绞痛减轻。混合性舒张剂代表为硝普钠,通常以 10 $\mu g/min$ 的速度静脉给药,每 $3\sim5$ 分钟增加 $5\sim10$ μg 的剂量直到达到理想效果。动脉舒张压不应 <8.0 kPa(60 mmHg),收缩压峰值应该高于 12.0 kPa (90 mmHg),多数患者在 $50\sim100$ $\mu g/min$ 剂量时可以获得理想的效果。

(六)强心剂

强心剂主要适用于快速心房纤颤或扑动诱发的肺水肿。2 周内未用过洋地黄类药物者,可用毒毛花苷 K 0.25 mg 或毛花苷 C 0.4~0.8 mg 溶于葡萄糖内缓慢静脉注射,也可选用氨力农静脉滴注。

(七)β_2 受体激动剂

已有研究表明雾化吸入长效、短效 β_2 受体激动剂,如特布他林或沙美特罗可能有助于预防肺水肿或加速肺水肿的吸收和消散,但其疗效还有待于进一步验证。

(八)肾上腺糖皮质激素

对肺水肿的治疗价值存在分歧。一些研究表明,它能减轻炎症反应和微血管通透性,促进表面活性物质合成,增强心肌收缩力,降低外周血管阻力和稳定溶酶体膜。可应用于高原肺水肿、中毒性肺水肿和心肌炎合并肺水肿。通常用地塞米松 20~40 mg/d 或氢化可的松 400~800 mg/d 静脉注射,连续 2~3 天,但不适合长期应用。

(九)减少肺循环血量

患者坐位,双腿下垂或四肢轮流扎缚静脉止血带,每 20 分钟轮番放松一肢体 5 分钟,可减少静脉回心血量。适用于输液超负荷或心源性肺水肿,禁用于休克和贫血患者。

(十)机械通气

出现低氧血症和(或)CO_2 潴留时,可经面罩或人工气道机械通气,辅以
0.3～1.0 kPa(3～10 cmH₂O)呼气末正压。可迅速改善气体交换和通气功能,但
无法用于低血压和休克患者。

第二节 肺 栓 塞

一、诊疗流程

见图 3-3。

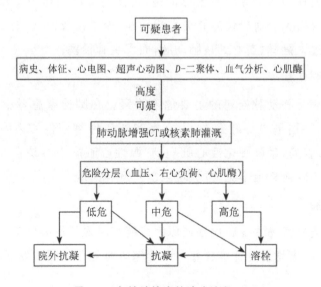

图 3-3 急性肺栓塞的诊疗流程

二、病因和发病机制

肺栓塞(PE)是以各种栓子堵塞肺动脉系统为发病原因的一组疾病或临床
综合征的总称,包括肺血栓栓塞症,脂肪栓塞综合征,空气栓塞等。而肺血栓
栓塞症为肺栓塞的最常见类型,占肺栓塞的绝大多数,本文所称肺栓塞即指肺血栓
栓塞症。在欧美国家肺栓塞的发病率很高,美国每年大约有 65 万的新发患者,

国内关于肺栓塞发病率的流行病学资料尚不完备,但近年肺栓塞的发病有明显增多的趋势,有一种说法,肺栓塞的发病率是急性心肌梗死发病率的一半,说明肺栓塞并不是一种少见病,应该引起足够的重视。

绝大多数患者存在肺栓塞的易发因素,仅6%找不到诱因。

(一)血栓形成

肺栓塞常常是静脉系统的血栓堵塞肺动脉所引起的疾病,栓子通常来源于深静脉。据统计,有静脉血栓的患者,肺栓塞的发生率为52%～79.4%。在肺栓塞的血栓中,90%来自下腔静脉系统,而来自上腔静脉和右心者仅占10%。静脉血栓的好发部位是静脉瓣和静脉窦,特别是深静脉,如腓静脉、髂静脉、股静脉、盆腔静脉丛等。静脉血栓形成的原因可能与血流淤滞、血液高凝状态和静脉内皮损伤等因素有关。因此,创伤、手术、长期卧床、静脉曲张和静脉炎、肥胖、糖尿病、长期口服避孕药物或其他引起凝血机制亢进的因素,容易诱发静脉血栓的形成。静脉血栓脱落的原因不十分清楚,可能与静脉内压力急剧升高或静脉血流突然增多等有关。血栓性静脉炎在活动期,栓子比较松软,易于脱落。脱落的血栓迅速通过大静脉、右心到达肺动脉,而发生肺栓塞。

(二)心肺疾病

心肺疾病是肺动脉栓塞的主要危险因素。在肺栓塞患者中约有40%合并有心肺疾病,特别是心房纤颤、心力衰竭和亚急性细菌性心内膜炎者发病率较高,风湿性心脏病、动脉硬化性心脏病、肺源性心脏病也容易合并肺栓塞。栓子的来源以右心腔血栓最多见,少数也来源于静脉系统。

(三)肿瘤

恶性肿瘤患者易并发肺栓塞的原因可能与凝血机制异常有关。胰腺、肺、胃肠、泌尿系统肿瘤均易合并肺栓塞。肺栓塞有时先于肿瘤的发现,成为肿瘤存在的信号。

(四)妊娠和分娩

孕妇肺栓塞的发生率比同龄未孕妇高7倍,尤以产后和剖宫产术后发生率最高。妊娠时腹腔内压增加和激素松弛血管平滑肌及盆腔静脉受压可引起静脉血流缓慢,改变血液流变学特性,加重静脉血栓形成。此外,妊娠期凝血因子和血小板增加,血浆素原-血浆素溶解系统活性降低。这些改变对血栓形成起到了促进作用。

(五)其他

大面积烧伤和软组织创伤也可并发肺栓塞,可能因受伤组织释放的某些物质损伤肺血管内皮,引起了多发性肺微血栓形成。没有明显的促发因素时,还应考虑到遗传性抗凝血素减少或纤维蛋白溶酶原激活抑制剂增加等因素。

三、临床表现及特征

肺栓塞的临床表现多种多样,主要取决于栓子的大小、堵塞的肺段数、发生的速度,及患者基础的心肺功能储备状况。包括以下几种类型。①猝死型:在发病后1小时内死亡,系有大块血栓堵塞肺动脉,出现所谓"断流"征,使血液循环难以维持所致。②急性肺心病型:突然发生呼吸困难,有濒死感,低血压、休克、发绀、肢端湿冷、右心衰竭。③肺梗死型:突然气短、胸痛、咯血及胸膜摩擦音或胸腔积液。④不能解释的呼吸困难:栓塞面积相对较小,无效腔增加。⑤慢性栓塞性肺动脉高压:起病缓慢,发现较晚,主要表现为肺动脉高压,右心功能不全,病情呈持续性、进行性。

(一)症状

1.呼吸困难

占80%～90%,为肺栓塞最常见的症状,表现为活动后呼吸困难,在肺栓塞面积较小时,活动后呼吸困难可能是肺栓塞的唯一的症状。

2.胸痛

占65%～88%,为胸膜痛或心绞痛的表现。胸膜痛提示可能有肺梗死存在。而当有较大的栓子栓塞时,可出现剧烈的胸骨后疼痛,向肩及胸部放散,酷似心绞痛发作。

3.咳嗽

20%～37%的患者出现干咳,或有少量白痰,有时伴有喘息。

4.咯血

一般为小量的鲜红色血,数天后可变成暗红色,发生率为25%～30%。

5.晕厥

占13%左右,系由大面积肺栓塞引起的脑供血不足,也可能是慢性栓塞性肺动脉高压的唯一或最早出现的症状,常伴有低血压、右心衰竭和低氧血症。

6.其他

约有半数患者出现惊恐,发生原因不明,可能与胸痛或低氧血症有关。巨大肺栓塞时可引起休克,常伴有烦躁、恶心、呕吐、出冷汗等。有典型肺梗死的胸膜性疼痛、呼吸困难和咯血三联征者不足 1/3。

(二)体征

没有特异性提示肺栓塞的阳性体征,因而经常将肺栓塞的阳性体征误认为是其他心肺疾病的体征。

1.一般体征

约半数患者出现发热,为肺梗死或肺出血、血管炎引起,多为低热,可持续1周左右,如果合并肺部感染时也可以出现高热;70%的患者出现呼吸急促;由于肺内分流可以出现发绀;40%有心动过速;当有大块肺栓塞时可出现低血压。

2.呼吸系统

当出现一侧肺叶或全肺栓塞时,可出现气管向患侧移位,叩诊浊音,肺部可听到哮鸣音和干湿啰音及肺血管杂音,发生肺梗死时,部分患者可出现胸膜摩擦音,及胸腔积液的相应体征。

3.心脏血管系统

可以出现肺动脉高压及右心功能不全的相应体征,如肺动脉瓣区第二音亢进($P_2 > A_2$);肺动脉瓣区及三尖瓣区可闻及收缩期反流性杂音,也可听到右心性房性奔马律和室性奔马律。右心衰竭时可出现颈静脉充盈、搏动增强,第二心音变为正常或呈固定性分裂,肝脏增大、肝颈静脉回流征阳性和下肢水肿。

下肢深静脉血栓的检出对肺栓塞有重要的提示作用。双下肢检查常见单侧或双侧肿胀,多不对称,常伴有压痛、浅静脉曲张,病史长者可出现色素沉着。

(三)辅助检查

1.实验室检查

(1)血常规:白细胞数增多,但很少超过 $1.5 \times 10^9/L$。

(2)血沉增快。

(3)血清胆红素增高,以间接胆红素升高为主。

(4)血清酶学(包括乳酸脱氢酶、AST 等)同步增高,但肌酸磷酸激酶(CPK)不高。

(5)D-二聚体(D-Dimer,DD):为特异性的纤维蛋白降解产物。D-二聚体敏感性和特异性取决于所用的检测方法。用酶联免疫吸附法(ELISA)检测证明诊断肺栓塞的敏感性为 97%。通常以 $500~\mu g/L$ 作为分界值,当 DD 低于此值时可以除外肺栓塞或深部静脉血栓(DVT)。但是,DD 的检测存在假阳性结果,在其他如感染和恶性肿瘤等病理状态下,DD 也可以升高。用 DD 诊断肺栓塞的特异性仅为 45%，因此，DD 只能用来作为除外肺栓塞的指标，而不能作为肺栓塞或 DVT 的确诊指标。

(6)血气检查：患者可出现低氧血症和低碳酸血症，肺泡动脉氧分压差[$P_{(A-a)}O_2$]增加，但血气正常也不能排除肺栓塞。当 $PaO_2 < 6.7$ kPa(50 mmHg)时，提示肺栓塞面积较大。$P_{(A-a)}O_2$ 的计算公式：$P_{(A-a)}O_2 = 150 - 1.5 \times PaCO_2 - PaO_2$，正常值为 0.7～2.0 kPa(5～15 mmHg)。

2.特殊检查

(1)心电图：心电图的常见表现为动态出现 $S_I Q_{III} T_{III}$ 征(即肢体导联 I 导出现 S 波，III 导出现 Q 波和 T 波倒置)及 $V_{1,2}$ T 波倒置、肺性 P 波及完全或不完全性右束支传导阻滞。

(2)胸部 X 线检查：常见 X 线征象为栓塞区域的肺纹理减少及局限性透过度增加。肺梗死时可见肺梗死阴影，多呈楔形，凸向肺门，底边朝向胸膜，也可呈带状、球状、半球状及肺不张影。另外可以出现肺动脉高压症，即右下肺动脉干增粗及残根现象。急性肺心病时可见右心增大征。

(3)放射性核素肺扫描：安全、无创的肺栓塞的诊断方法。肺栓塞者肺灌注扫描的典型表现是呈肺段分布的灌注缺损。肺灌注扫描的敏感性高，一般内径大于 3 mm 的肺血管堵塞时，肺扫描的结果可全部异常。然而，肺灌注扫描的特异性不高，许多疾病也可引起肺灌注缺损，导致假阳性的结果。另外，对于小血管的栓塞，肺灌注扫描也可出现假阴性的结果。因而，必须结合临床，才能对缺损的意义做出全面的判断，提高诊断的准确性。为提高肺栓塞的诊断率，可将肺通气扫描和灌注扫描结合分析，如果通气扫描正常而灌注扫描呈典型改变，可诊断肺栓塞；如肺扫描既无通气区，也无血流灌注，可见于肺梗死和其他任何肺脏本身的疾病，如需进一步明确肺梗死诊断时，可行肺动脉造影检查。

(4)心脏超声检查：对于肺栓塞，超声诊断的直接依据是检出肺动脉内栓子。位于主肺动脉或左右肺动脉内的血栓可被超声检出，对于存在左右肺动脉以远的血栓则无法显示。超声检查主要通过检出肺栓塞所造成的血流动力学改变提供诊断信息。急性肺栓塞通常有以下发现。①心腔内径及容量改变：右心增大尤以右心室增大显著，发生率在 67%～100%，左心室减小，RV/LV 的比值明显增大，该比值越高，提示肺血管床减少的面积越大；②室间隔运动异常：表现为与左心室后壁的同向运动，并随着呼吸的加深变化幅度增大；③三尖瓣环扩张伴少至中量的三尖瓣反流；④肺动脉高压。如患者既往无肺部疾病史，出现急性心肺功能异常时，检出上述异常应高度怀疑急性肺栓塞。

(5)CT 及 MRI 检查:螺旋 CT 可直接显示肺血管,属于非创伤性检查,比经食管和经胸部的超声心动图具有更高的敏感性和特异性,目前正日益普及。其诊断段或以上的肺动脉栓塞的敏感性为75%～100%,特异性为 76%～100%。但尚不能可靠地诊断段以下的肺动脉栓塞。直接征象可见肺动脉半月形或环形充盈缺损或完全梗阻,间接征象包括主肺动脉扩张,或左右肺动脉扩张,血管断面细小缺支,肺梗死灶或胸膜改变等。有人认为,螺旋 CT 应完全替代肺通气灌注扫描并成为有肺栓塞症状患者的首选检查方法。当 CT 检查有禁忌证时,MRI 检查可以作为替代方法。

(6)肺动脉造影:选择性肺动脉造影可提供绝大部分肺血管性疾病的定性定位诊断和鉴别诊断的证据,是目前临床诊断肺栓塞的最佳确诊的方法。它不仅可明确诊断,还可显示病变部位、范围、程度和肺循环的某些功能状态。肺动脉造影常见的征象有:①肺动脉及其分支充盈缺损,诊断价值最高;②栓子堵塞造成的肺动脉截断现象;③肺动脉堵塞引起的肺野无血流灌注,不对称的血管纹理减少,肺透过度增强;④栓塞部位出现"剪枝征";⑤栓子不完全堵塞时,可见肺动脉分支充盈和排空延迟。

肺动脉造影检查属有创性检查方法,有一定的危险性,且价格昂贵,适用于临床高度怀疑肺栓塞,而灌注扫描不能明确做出诊断及需要鉴别肺栓塞还是肺血管其他病变者。对临床诊断清楚,拟采用内科保守治疗的患者,造影并非必要。

70%以上的肺动脉栓塞的栓子来自下肢深静脉血栓,因此静脉血栓的发现虽不能直接诊断肺栓塞,但却能给予很大的提示。但 50%的下肢深静脉血栓患者无临床症状和体征,需依靠检查明确。下肢静脉造影是诊断下肢深静脉血栓的最可靠方法,但需注意有引起栓子脱落的可能性,目前应用较少。多普勒超声血管检查、放射性核素静脉造影、肢体阻抗容积图等均是诊断深静脉血栓的常用方法,具有较高的敏感性和特异性。

四、诊断及鉴别诊断

(一)诊断

肺栓塞的临床误诊、漏诊率相当高,国外尸检发现肺栓塞的漏诊率为 67%,国内外医院资料显示院外误诊率为 79%。究其原因主要是对肺栓塞的诊断意识不强,认为肺栓塞是少见甚至是罕见病,很少将它作为诊断和鉴别诊断内容。减少误诊、漏诊的首要条件是提高对肺栓塞的认识,当临床发现以下情况时,应高度疑诊肺栓塞,需进一步做相应检查以确诊:①劳力性呼吸困难;②原有疾病发生突然变化,呼吸困难加重或外伤后呼吸困难、胸痛、咯血;③发作性晕厥;④不能解释的休克;⑤低热、血沉增快、黄疸、发绀等;⑥X线胸片肺野有圆形或楔形阴影;⑦肺扫描有血流灌注缺损;⑧有发生肺栓塞的基础疾病,如下肢无力、静脉曲张,不对称性下肢水肿和血栓性静脉炎。

仅凭临床表现诊断肺栓塞是绝对不可靠的,但在进行辅助检查前对是否存在肺栓塞的临床可能性进行认真评价很有必要,而且有助于对怀疑肺栓塞的患者进行有针对性的辅助检查。

(二)鉴别诊断

Wells等根据临床表现将肺栓塞的可能性进行预测,对诊断有一定的指导意义,对存在可能性的患者应按程序进行诊断和鉴别诊断。

1.肺炎

肺栓塞时可出现发热、胸痛、咳嗽、白细胞计数增多,X线胸片有浸润阴影等易与肺炎相混淆。如果注意到较明显的呼吸困难、下肢静脉炎、X线胸片部分肺血管纹理减少及血气异常等,再进一步做肺通气/灌注扫描,多能予以鉴别。

2.胸膜炎

约1/3肺栓塞患者可发生胸腔积液,易被误诊为结核性胸膜炎。但并发胸腔积液的肺栓塞患者缺乏结核中毒症状,胸腔积液多为血性、量少、吸收较快,X线胸片同时发现吸收较快的肺浸润影。

3.冠状动脉供血不足

在年龄较大的急性肺栓塞患者,可出现胸闷、胸痛、气短的症状,同时伴有心电图胸前导联 $V_{1,2}$ 甚至到 V_4 T 波倒置时易诊断为冠状动脉供血不足。通常肺栓塞的心电图除 ST-T 改变外,心电轴右偏明显或出现 $S_I Q_{III} T_{III}$ 及"肺性P波",心电图改变常在 1～2 个月内好转或消失。

4.胸主动脉夹层动脉瘤

急性肺栓塞剧烈胸痛,上纵隔阴影增宽,胸腔积液伴休克者需与夹层动脉瘤相鉴别,后者多有高血压病史,疼痛部位广泛,与呼吸无关,发绀不明显,超声心动图检查有助于鉴别。

五、治疗策略

(一)一般治疗

首先要区分高危和非高危患者。高危患者需全面监护,包括呼吸和血流动力学监测,必要时给以呼吸支持。大部分肺栓塞患者不需要入住重症监护室,除非是大面积肺栓塞或原有心肺基础病。需要准确调整输注肝素剂量及监测其效果的患者也应入住监护室,不能在普通病房进行。保持大便通畅,避免过度用力;对于有焦虑和惊恐症状的患者应予安慰并适当使用镇静剂;胸痛者可予止痛剂;如果预期需溶栓治疗,应慎重考虑中心静脉置管、反复静脉穿刺或动脉内穿刺抽血,针刺活检等有创性操作。

长期以来观点是要防止栓子再次脱落,深静脉血栓患者应绝对卧床休息。近来越来越多的研究证明早期活动对 DVT 患者并没害处。ACCP 有关血栓栓塞指南第 9 版推荐只要可行,DVT 患者尽早下床活动优于卧床休息(Grade 2C)。Zhenle.Liu 等对包括 3 269 个患者的 13 个研究的荟萃分析显示,与卧床休息相比,正在接受抗凝治疗的急性 DVT 患者早期活动并不导致新的肺栓塞、DVT 进展、DVT 相关死亡的发生率增加。而且,对起病时局部有中到重度疼痛的患者,早期活动可使疼痛更快消失。

1.氧疗和呼吸支持

肺栓塞的患者经常出现低氧血症和低碳酸血症,但大多数为中度。卵圆孔未闭患者当右心房压力超过左心房时可发生右-左分流,加重低氧血症。低氧血症通常可通过鼻导管或面罩吸氧纠正。需要机械通气时要尽量减轻正压通气对血流动力学的不良影响,因正压通气可减少静脉回流,同时加重右心衰竭,特别是大面积肺栓塞的患者。要谨慎使用呼气末正压(PEEP)。使用低潮气量(大约 5 mL/kg 去脂体重),使吸气末气道平台压保持低于 30 cmH_2O(1 cmH_2O = 0.098 Pa)。实施机械通气应通过气管插管,尽量避免气管切开,以免在抗凝或溶栓过程中出现局部大量出血。

对猪的实验显示体外心肺支持可能对大面积肺栓塞有效。零星的病例报告也支持这一观点。

2.血流动力学支持

急性右心衰竭伴输出量降低是高危肺栓塞患者最主要的死亡原因。支持治疗十分重要。静脉补液对肺栓塞低血压的患者可能有益也可能有害。对狗的研究显示,积极补液扩容不但没有益处,还可能进一步损害右心室功能,其机制是心肌过度机械性伸张或通过反射机制抑制右心室功能。另一方面,可在密切观察收缩压和舒张压情况下试用少量液体冲击试验,一旦情况恶化应立即停止。对血压正常而心脏排血指数低的患者,适当的(500 mL)液体补充可增加心脏排血指数。

大面积肺栓塞患者正在进行或者等待再灌注治疗的同时,常常需用升压药。去甲肾上腺素可以通过直接正性肌力作用改善右心功能,同时通过外周血管α受体激动作用,改善右心室冠脉灌注和升高收缩压。其使用仅限于有低血压的患者。根据一系列小规模研究结果,血压正常而心排血指数降低的肺栓塞患者,可考虑使用多巴酚丁胺和(或)多巴胺;但是如果心脏排血指数高于生理水平,可产生血流再分配,从完全(或部分)阻塞血管分流到没阻塞的血管,加重通气-灌注失调。肾上腺素同时具有去甲肾上腺素和多巴酚丁胺的优点,而没有后者的全身血管扩张作用,对肺栓塞合并休克的患者更加适合。

血管扩张剂可降低肺动脉压和肺血管阻力,但缺乏特异性,因通过静脉给药时药物并非仅作用于肺血管系统。根据小规模临床研究,大面积肺栓塞患者吸入一氧化氮可以改善血流动力学和气体交换。左西孟旦与肌钙蛋白相结合,使钙离子诱导的心肌收缩所必需的心肌纤维蛋白的空间构型得以稳定,从而使心肌收缩力增加,而心率、心肌耗氧无明显变化。同时具有扩血管作用,通过激活三磷酸腺苷(ATP)敏感的钾通道使血管扩张,使心脏前负荷降低,对治疗心力衰竭有利。初步数据显示,左西孟旦可增强急性肺栓塞患者右心室收缩能和舒张肺动脉,恢复右心室和肺动脉的协调。

(二)治疗策略

1.休克患者

有休克或低血压的肺栓塞患者院内死亡的风险很高,尤其是在入院后的头几个小时。除了血流动力学和呼吸支持,普通肝素静脉注射是初始抗凝治疗的首选(ES.ⅠC),因为低分子肝素或磺达肝癸钠没有在低血压和休克患者身上做过研究,且起效慢,不能迅速达到有效的抗凝作用。

初始再灌注治疗,特别是系统溶栓,是高危肺栓塞患者首选的治疗方法(ES.ⅠB)。有溶栓禁忌证的患者,以及经溶栓治疗血流动力学状态没有改善的患者,如果有足够专业水准的外科团队和资源,推荐做外科栓子切除术(ESCⅠC)。如果有足够专业水准的介入治疗团队和资源,也可考虑行经皮导管治疗(ES.C)。在这些情况下,应该由一个跨学科的团队,包括呼吸科医师、胸外科医师、介入专科医师讨论决定治疗方案。

2.中危肺栓塞

临床评分肺栓塞概率为高或中的患者,在进行确诊检查的同时推荐立即予以胃肠外抗凝治疗(ES.ⅠC)。对于大多数没有休克或低血压的急性肺栓塞,如果没有严重的肾功能不全,根据体重确定剂量的低分子肝素或磺达肝癸钠皮下注射,是治疗的首选(ES.ⅠA)。推荐胃肠外抗凝治疗同时联合维生素 K 拮抗剂,目标 INR 2.5(2~3)。

PESI 分级为 PES.Ⅲ~Ⅳ或 sPESI≥1 属于中危患者。对这类患者是否需要溶栓一直存在争议。为解决这个问题,PEITHO 研究探讨血压正常的中危急性肺栓塞患者溶栓治疗的疗效和安全性。该试验为随机双盲实验,比较溶栓药替奈普酶加肝素或安慰剂加肝素治疗中危肺栓塞患者的结果。主要结局终点是随机后 7 天内死亡或血流动力学失代偿,主要安全终点是随机后 7 天的颅外大出血、缺血性或出血性脑卒中。替奈普酶组的 506 例患者中 13 例(2.6%)死亡或出现血流动力学失代偿,安慰剂组 499 患者,28 例(5.6%)死亡或出现血流动力学失代偿(O.0.44,95%C.0.23~0.87,P=0.02)。从随机开始到第 7 天期间替奈普酶组死亡 6 例(1.2%),安慰剂组死亡 9 例(1.8%)(P=0.42)。替奈普酶组颅外出血 32 例(6.3%),安慰剂组 6 例(1.2%)(P<0.001)。替奈普酶组脑卒中12 例(2.4%),其中出血性脑卒中10 例;安慰剂组脑卒中 1 例(0.2%),为出血性(P=0.003)。在第 30 天,替奈普酶组总共死亡 12 例(2.4%),安慰剂组 16 例(3.2%)(P=0.42)。结论是对中危肺栓塞患者,迅速溶栓治疗可以预防血流动力学失代偿,但增加大出血和脑卒中的危险。基于上述研究结果,ES.2014 版指南建议对中危急性肺栓塞患者进一步分层,细分为中高危和中低危。推荐对中高危患者密切监测,早期发现血流动力学失代偿征象,及时进行补救性再灌注治疗(ES.ⅠC):首选溶栓治疗(Ⅱ.B)。中低危肺栓塞患者应选择抗凝治疗。目前证据并不支持再灌注为主要的治疗手段。同样也没有任何证据支持卧床休息对这些患者的临床预后有任何的帮助作用。

有研究显示,对 75 岁或以上的 ST 段升高的心肌梗死患者,如果溶栓药剂量减少一半,不会发生颅内出血。这种降低剂量的策略也可考虑用于中危肺栓塞,值得进一步研究。

超声辅助导管局部溶栓也可以在降低溶栓药物用量同时取得相当的疗效。超声波本身不能溶栓,但可使交织在一起的纤维素纤维产生可逆性解体和分离,使溶栓药物易于渗入;此外,超声压力波也有助于溶栓药物的渗透。Kuche.N 的研究显示,中危肺栓塞患者使用超声辅助导管局部溶栓,在 24 小时逆转右心室扩张方面,优于单纯肝素抗凝,而不增加出血并发症,值得进一步研究。

3.低危肺栓塞

PESI 分级为Ⅰ或Ⅱ级,或者 sPESI 分级为 0 级的患者,属低危肺栓塞,如果患者及家属理解,可以早期出院或者门诊治疗。但要注意的是,尽管目前指南认为对 PESI 评分属低危或 sPESI 为 0 患者,并不需要常规影像学检查右心功能或做血液生物标志物检查,但如果被发现有心脏生物标志物升高或有右心室功能不全的影像学证据,也应被归于中低危,则不适宜门诊治疗。Vinso R.等对 2010—2012 年急诊低危肺栓塞患者进行回顾性多中心队列研究。比较对门诊治疗有相对禁忌证和没有相对禁忌证的患者 5 天和 30 天的结局,包括大出血、静脉血栓栓塞复发和全因死亡率。总共有 423 例成人低危急性肺栓塞。其中 271 例(64.1%)没有门诊治疗相对禁忌证,152 例(35.9%)有至少一个相对禁忌证。结果:没有禁忌证组 5 天内没有一例发生不良事件,有禁忌证组有 2 例 (1.3%,95%C.0.1%~5.0%)。在 30 天期间,没有禁忌证组 5 例出现不良事件 (1.8%,95%CI 0.7%~4.4%)(2 例血栓栓塞复发和 3 例大出血),有禁忌证组 9 例(5.9%,95%C.2.7%~10.9%,$P<0.05$)。结论:到急诊就诊的低危肺栓塞患者大约有 2/3 适合门诊治疗。门诊治疗相对禁忌证有 3 种类型:①肺栓塞相关因素;②患肺栓塞以外的疾病而需要住院治疗;③对治疗的依从性和随访的障碍,嗜酒或吸毒,精神病或老年性痴呆,社会问题,没有家,没有电话,或者是联系住址过远。

4.深静脉血栓形成的治疗原则

深静脉血栓形成治疗的主要目标是防止肺栓塞,减少并发症,防止或尽量降低血栓形成后综合征(PTS)的风险。

抗凝治疗是 DVT 的主要治疗手段,其他治疗包括药物溶栓、血管外科介入治疗、物理措施(弹性压力袜和行走)。

抗凝治疗主要药物是普通肝素和低分子肝素和华法林。间接 Ⅹa 因子抑制剂(如磺达肝癸钠):剂量个体差异小,每天 1 次,无须监测,对肾功能影响小于低分子肝素,疗效和安全性与依诺肝素相类似。直接 Ⅹa 因子抑制剂(如利伐沙班):服用更加简便,单药治疗急性 DVT 与标准治疗(低分子肝素与华法林合用)疗效相当。而且出血并发症减少,也可用于高危人群。

单次静脉溶栓治疗可改善静脉血栓的再通率,但目前已不再推荐,因为出血性并发症增高,死亡风险也略有增加。而且 PTS 的发生率也无明显改善。美国胸科医师学院(ACCP)的共识指南推荐溶栓治疗只适用于有肢体缺血或血管衰竭的大范围髂股静脉血栓形成患者。

经皮介入治疗包括导管定向溶栓,机械取栓,血管成形术和(或)受阻塞静脉的支架植入术。

导管定向溶栓的出血风险与全身溶栓相类似。导管溶栓是否优于抗凝尚未做过研究。在介入治疗中机械取栓可优先考虑,因为可以更快地使血栓堵塞部位再通,降低溶栓药的剂量,因此出血风险可能会降低。介入治疗的适应证包括比较少见的股青肿,有症状的下腔静脉血栓形成,单靠抗凝治疗效果差,或有症状的出血风险较低的髂股或股腘DVT患者。

推荐抗凝治疗疗程为3～12个月,取决于血栓的部位和危险因素是否持续存在。如果深静脉血栓复发,或者存在慢性高凝状态,或者出现危及生命的PE,推荐终身抗凝治疗。这种治疗方案累计出血并发症小于12%。

六、抗凝治疗

(一)抗凝药物

推荐对急性肺栓塞患者行抗凝治疗,其目的是预防早期死亡以及静脉血栓(VTE)的早期复发。标准的抗凝疗程至少3个月,包含最初急性期5～10天的胃肠外抗凝治疗,可选用普通肝素、低分子肝素或磺达肝癸钠。胃肠外抗凝药应该与维生素K拮抗剂在一开始时就重叠使用,也可在胃肠外抗凝药使用一周后接着用新型口服抗凝药物达比加群或依度沙班。新型口服抗凝药利伐沙班或阿哌沙班可在一开始时就单独使用,也可在使用普通肝素、低分子肝素或磺达肝癸钠1～2天后使用。如果用于急性期治疗,利伐沙班在头3周内,阿哌沙班在头7天内必须增加剂量。对一些患者,在评估复发和出血风险后,有可能需要超过3个月的长时间或终身抗凝治疗。

1.胃肠外抗凝药

对于临床评分肺栓塞概率为中、高的患者,在等待检查结果时,应立即开始胃肠外抗凝治疗(ES.ⅠC)。可静脉注射普通肝素,皮下注射低分子肝素或磺达肝癸钠。对于肺栓塞的初始治疗,低分子肝素或磺达肝癸钠优于普通肝素,因为严重出血或肝素诱导血小板减少的发生率较低。

(1)普通肝素:对于可能需要再灌注治疗或有严重肾损害(肌酐清除率<30 mL/min),或严重肥胖,皮下吸收有问题的患者,推荐首选普通肝素。因普通肝素半衰期短,容易监控抗凝效果,必要时可以快速被鱼精蛋白所拮抗。普通肝素剂量需根据活化部分凝血酶时间(APTT)调整。在某些临床情况下,如可能需要内科或外科有创操作或小手术,临床医师往往优先选择静脉注射普通肝素,因其半衰期短,方便暂时停止抗凝治疗,以减少手术过程中的出血风险。虽然这种策略缺乏支持证据,但不失为一种合理的选择。

肝素治疗的疗效取决于在治疗的第一个24小时内达到肝素治疗的临界水

平。达到肝素治疗的临界水平的标志是达到基础值的 1.5 倍或正常范围的上限。这一水平与鱼精蛋白滴定法测定的 0.2～0.4 U/mL,以及抗因子 X 分析法测定的 0.3～0.6 U/mL 的肝素水平相对应。各实验室应确定达到治疗水平的最低肝素浓度,其方法是测定 APTT,让每批次凝血活酶试剂测定的 APTT 均与 0.2 U/mL 的最低肝素治疗浓度相对应。

普通肝素用法是先用 80 U/kg,或 5 000 U 的肝素静脉注射,以后静脉滴注 18 U/(kg·h)或 1 300 U/h,以迅速达到并保持在治疗肝素水平的 APTT 的目标值。随机对照研究显示,按体重方法给药可更快达到治疗 APTT 的目标值,也较少出现复发或出血的并发症。也可选用有监测的固定剂量普通肝素皮下注射的方案。

(2)低分子肝素:美国 ACCP 建议低分子肝素治疗急性 PE 或 DVT 患者采用每天一次给药,优于每天两次(2C 级)。荟萃分析显示两者在死亡率、VTE 复发和大出血方面的结局相似,先决条件是每天总的剂量必须相同。然而,由于资料的不精确性和不一致性,证据质量较低。

低分子肝素不需常规监测,但对孕妇需定期监测抗凝血因子Ⅹa 的活性。抗凝血因子Ⅹa 活性峰值测定时间应该是在最后一次注射后 4 小时测定,谷值测定时间是下一次注射低分子肝素之前。目标范围是每天两次用药:0.6～1.0 IU/mL;每天一次用药:1.0～2.0 IU/mL。

对急性肺栓塞患者,磺达肝癸钠作为初始治疗优于普通肝素静脉注射(2B 级)和皮下注射(2C 级)。磺达肝癸钠是选择性因子Ⅹa 抑制剂,根据体重决定剂量,每天一次皮下注射,不需要监测。在没有溶栓治疗指征的急性肺栓塞患者中使用磺达肝癸钠治疗,VTE 复发和大出血的发生率与静脉注射普通肝素相似。未有报道磺达肝癸钠诱发血小板减少的病例。磺达肝癸钠禁止用于严重肾功能不全(肌酐清除率＜30 mL/min)的患者,因可产生积蓄而增加出血的风险。积蓄也可发生在中度肾功能不全(肌酐清除率 30～50 mL/min)的患者,因此对这些患者剂量应减少 50%。

2.维生素 K 拮抗剂——华法林

50 多年来维生素 K 拮抗剂一直是口服抗凝药的金标准,华法林目前仍然是治疗肺栓塞的最主要抗凝药物。华法林通过干扰维生素 K 依赖的凝血因子Ⅱ、Ⅶ、Ⅸ、Ⅹ的活化而发挥抗凝血作用。此外,华法林还能抑制抗凝蛋白调节素 C 和 S 的作用,因而有短暂的促凝血作用。华法林经胃肠道迅速吸收,作用高峰在用药后 36～72 小时才出现,难以调节。在血液循环中与血浆蛋白(主要是清蛋白)结合,在肝脏中两种异构体通过不同途径代谢。监测华法林疗效及不良反应的指标是 INR,中文称为国际标准化比值,是从凝血酶原时间(PT)和测定试剂的国际敏感指数(ISI)推算出来的,INR=(患者 PT/正常对照 PT)×ISI,采用INR 使不同实验室和不同试剂测定的 PT 具有可比性,便于统一用药标准。

华法林对体内已合成的维生素 K 依赖的凝血因子没有抑制作用,只有当这些凝血因子代谢后,华法林才能发挥抗凝作用。给药后需数天才能达到最佳抗凝效果。ACCP 指南推荐维生素 K 拮抗剂如华法林应与胃肠外抗凝药在同一天开始使用(1B 级)。肠外抗凝药应与华法林一起使用至少 5 天,直到 INR 达到为2.0 为止。

华法林起始剂量国内主张首剂 3~5 mg 口服,在接下来的 5~7 天根据 INR调整每天剂量,目标为使 INR 水平在 2.0~3.0。一般维持量为 1.5~3.0 mg。国外使用剂量较高:起始剂量年轻(<60 岁)或健康门诊患者为每次 10 mg,在年长和住院患者为每次 5 mg。住院患者口服华法林 2~3 天后开始每天或隔天监测INR,直到 INR 达到治疗目标值并维持至少 2 天。此后,根据 INR 结果的稳定性,数天至每周监测一次。出院后可每 4 周监测一次。门诊患者剂量稳定前应数天至每周监测一次,当 INR 稳定后,可每4 周监测一次。美国胸科医师协会第 9 版抗栓指南建议,如果华法林的剂量和 INR 值的关系已经较长时间稳定。接受维生素 K 拮抗剂治疗的患者,建议 INR 监测频率一直到 12 周,而不是每4 周(Grad.2B)。如需调整剂量,应重复前面所述的监测频率,直到剂量再次稳定。老年患者华法林清除减少,同时患其他疾病或合并用药较多,应加强监测。

治疗过程中剂量调整应谨慎,频繁调整剂量会使 INR 波动。INR 连续测得结果位于目标范围之外再开始调整剂量,一次轻度升高或降低可不必急于改变剂量,而应寻找原因。华法林剂量调整幅度较小时,可计算每周剂量,比调整每天剂量更为精确。对于从前有着稳定 INR 值的接受维生素 K 拮抗剂治疗的患者,单次 INR 超出治疗范围降低或增加 0.5,建议维持原剂量不变,然后 1~2 周内监测 INR(Grade 2C)。INR 如超过目标范围,可升高或降低原剂量的 5%~20%(用 1 mg 规格华法林便于剂量调整)。调整剂量后注意加强监测。如 INR一直稳定,偶尔波动且幅度不超过 INR 目标范围上下 0.5,可不必调整剂量,可数天或 1~2 周酌情复查 INR。

华法林治疗期间 INR 超范围和(或)出血的处理。

(1)INR 高于治疗 INR 范围,但小于 4.5,无出血,无须快速逆转 INR:降低剂量或取消一次剂量,每天监测 INR,直到 INR 达标。

(2)IN.4.5～10,无出血:取消 1～2 次剂量,监测 INR,重新调整剂量。2001 ACCP 指南建议反对常规使用维生素 K_1(植物甲萘醌)。2001 ACCP 指南建议考虑维生素 K 1～2.5 mg 口服一次。其他推荐:维生素 K 1 mg 口服或 0.5 mg 静脉注射。应使 INR 在 24 小时内降低。

(3)INR＞10,无出血:暂停华法林,监测 INR,重新调整剂量。2001 ACCP 指南推荐维生素 K_1 口服(未指定剂量);2001 ACCP 指南建议给予维生素 K 2.5～5 mg 口服一次。如果在 24～48 小时内观察到 INR 下降,继续监测 INR,必要时再给一次维生素 K_1。其他推荐:维生素 K_1 2～2.5 mg 口服,或0.5～1 mg,静脉注射。

(4)轻微出血,任何 INR 升高:暂停华法林,监测 INR,重新调整剂量,考虑维生素 $K_1$2.5～5 mg 口服一次;如有必要可 24 小时后重复。

(5)大出血,任何 INR 升高:暂停华法林,监测 INR,重新调整剂量,2001 ACCP 指南推荐用人凝血酶原复合物(PCC)加维生素 K_1 5～10 mg,静脉注射,为减少对维生素 K_1 的变态反应,可将药物加进 50 mL 液体,使用输液泵在 20 分钟内输注。也可以考虑用新鲜冰冻血浆(FFP)或补充重组凝血因子 Ⅶa(rⅦa)。

注:高剂量的维生素 K(如≥10 mg)可产生一周或更长时间的华法林抵抗;对需要长期抗凝治疗的临床状况(如心房颤动的血栓预防),可考虑使用肝素,低分子肝素,或直接凝血酶抑制剂。

(6)危及生命的出血和 INR 升高:停用华法林,给予新鲜冰冻血浆和维生素 10 mg 缓慢静脉滴注,必要时根据 INR 重复使用。

华法林的量效关系受遗传和环境等因素影响。与白种人比较,中国人对华法林的耐受剂量明显较低,目前已发现数个基因多态性与华法林剂量相关,主要是细胞色素 $P4502C9$ 和 $VKORCl$。药物遗传学路线图结合了患者的基因类型和临床信息,可根据这些整合的信息调整华法林的剂量。2012 年发表的一个试验表明,与传统方法相比,药物遗传学方法确定华法林剂量可使一个月中 INR 值绝对超范围减少 10%,主要是 INR 值＜1.5 出现的次数减少。这个改善与 DVT 发生率降低 66% 相对应。2013 年发表了三个大型随机对比临床研究。三个研究都用开始治疗的头 4～12 周 INR 在治疗范围内的时间百分比(TTR)来反映抗凝治疗的质量,作为主要终点指标。在 455 例患者中,使用床边检测的华法林的基因引导用药方案,与传统的 3 天负荷剂量方案相比,头 12 周的 TTR 提高(67.4.vs.60.3%;$P＜0.001$)。INR 到达治疗水平的中位时间从29 天下降到

21 天。另一项对 1 015 例患者的研究,比较了 2 种华法林负荷剂量的确定方法:基于基因类型数据加上临床变量和单纯基于临床资料相比,以治疗 4～28 天期间的 TTR 作为评判标准,2 组并无明显差别。

总之,研究结果表明临床资料加药物遗传学检查不能提高抗凝质量。也提示根据患者临床资料决定剂量优于固定剂量方案。必须强调优化组织结构,及时反馈 INR 测定结果用于个体化的剂量调整。

药物、饮食、多种疾病状态均可影响华法林的抗凝作用。至少 186 种食物或药物被报告与华法林有相互作用。临床上证明有明显相互作用的有常用的 26 种药物和食物,包括 6 种抗生素和 5 种心血管药。最常见的药物包括胺碘酮、某些抗生素、解热镇痛药、抑酸药以及某些中成药等。避免使用 NSAIDs(包括环氧化酶-2 选择性的 NSAIDs)、特定的抗生素(Grad.2C)。尽量避免使用抗血小板制剂,除非是服用抗血小板药的益处明显大于出血危害,比如机械瓣膜患者、ACS 患者或近期冠脉支架或搭桥患者(Grad.2C)。努力保持患者充分的抗凝,因为当华法林治疗不充分,促凝血因素首先恢复。对口服华法林比较难以保持充分抗凝的患者,要求限制食用含维生素 K 的食物。

如果患者适合停止维生素 K 拮抗剂治疗,建议骤停(迅速停止),而不是逐渐减小剂量停用。

(二)急性肺栓塞抗凝治疗的疗程

对首次有诱因的血栓栓塞患者,如卧床、手术、创伤,应该接受华法林治疗至少 3 个月。对于首次特发性(无诱因)血栓栓塞,2 个抗凝治疗研究均未发现 3 个月和 6 个月的抗凝治疗在复发率方面有什么差别。目前对这些患者推荐抗凝治疗至少 3 个月,3 个月后是否继续抗凝需要重新评估。

美国胸科医师协会第 9 版抗栓指南推荐对所有特发性血栓栓塞患者抗凝治疗 3 个月,而不是更短,3 个月后作延续抗凝治疗的风险-获益评估(1B 级)。对首次特发性 VTE 事件且出血风险为中低度的患者应延长抗凝疗程(2B 级)。对首次 VTE 事件且出血风险为高的患者抗凝疗程限于 3 个月(1B 级)。

对第二次特发性肺栓塞且出血风险为低或中的患者推荐延长抗凝治疗(分别为 1B 和 2B 级)。对第二次特发性肺栓塞且出血风险为高的患者,选择 3 个月的抗凝,不延长抗凝(2B 级)。

对有过肺栓塞同时存在不可逆危险因素,如抗凝血酶Ⅲ,蛋白 S 和蛋白 C 缺乏,因子 V 莱顿突变,或者存在抗磷脂抗体,应长期抗凝。

有活动性肿瘤的肺栓塞患者因其肺栓塞和 DVT 复发的危险持续增高,其长期治疗是一个挑战。ACCP 的第 9 版指南推荐,如果肿瘤患者出血风险为中低度,应给予延续抗凝治疗而不是 3 个月的治疗。如果有活动性肿瘤同时出血风险高,仍然建议延续抗凝治疗,尽管支持证据较少(2B 级)。对肿瘤患者肺栓塞的长期治疗,推荐优先选用低分子肝素,维生素 K 拮抗剂如华法林。但有些肿瘤患者不愿选用低分子肝素,因为需要注射以及费用问题。对这些患者推荐选用维生素 K 拮抗剂如华法林,而不是达比加群或利伐沙班(2C 级)。

(三)抗凝治疗禁忌证

抗凝治疗的禁忌证包括大的活动性消化性溃疡、最近外科手术、创伤、颅内出血、裂孔疝、严重肝肾功能不全、凝血功能障碍、未控制的高血压、感染性心内膜炎、肝素过敏、妊娠、视网膜病变,以及酒精中毒。对于确诊急性肺栓塞的患者,以上的禁忌证均属于相对禁忌证,在抗凝之前要考虑患者的风险/获益比。

(四)抗凝治疗的并发症

1.出血

出血是抗凝治疗最重要的并发症,可以表现为皮肤紫斑、咯血、血尿,或穿刺部位、胃肠道和阴道出血。年龄越大出血的风险就越大,应当检查血小板计数和其他凝血指标。

应用肝素过程中如出现严重的出血,除了支持疗法和输新鲜血外,还可给予抗肝素治疗。普通肝素的抗凝作用可以被鱼精蛋白中和。鱼精蛋白能与肝素结合而形成稳定的盐。1 mg 鱼精蛋白可中和大约 100 U 普通肝素。因此 5 000 U 的肝素大约需要 50 mg 鱼精蛋白来中和。当静脉滴注肝素时,因为肝素的半衰期短(约 60 分钟),只需把前几小时给予的肝素剂量计算在内。如普通肝素 1 250 U/h 静脉滴注的患者要中和肝素的抗凝作用约需要鱼精蛋白 30 mg。APTT 值可评估抗肝素治疗的效果。应用低分子肝素(LMW)一旦出现出血,停药后凝血能较快恢复,必要时用鱼精蛋白 0.6 mg 可拮抗 LMW,0.1 mL。应用鱼精蛋白有时可出现低血压和窦性心动过缓等严重不良反应,通过减慢给药速度(>3 分钟)可减少其发生。有输精管切除史、含鱼精蛋白胰岛素注射史、对鱼有过敏史的患者,形成抗鱼精蛋白抗体和发生变态反应的风险增加。鱼精蛋白过敏风险较高的患者可预先给予糖皮质激素和抗组胺药物。

华法林过量引起的出血,停药 2 天凝血功能可恢复,如同时应用维生素 K_1 10 mg 皮下或静脉注射,24 小时内可终止抗凝作用;紧急情况下,输新鲜血浆或浓缩凝血因子能迅速终止出血。

2.皮肤坏死

华法林可引起一些不良皮肤反应,如瘀斑、紫癜、出血性坏死、斑丘疹或水泡样荨麻疹隆起,皮肤坏死。Kipen 于1961 年发现美国第 1 例皮肤坏死并发症,迄今报道已达 300 例,发生率为 0.01%～0.1%。常先表现为麻木或压迫感,伴边界不清的红斑。病灶突起疼痛,局限,常呈出血或红斑,在真皮和皮下层出现水肿,呈橘皮样征象。在最初 24 小时,在受累皮肤范围内出现瘀点和出血性大泡,后者提示损害已属不可逆性,全层皮肤坏死是不可避免的终末期结果。痂皮脱落后留有深及皮下脂肪层的缺损,范围小的可自行愈合,较大的常需清创和植皮治疗。本并发症常见于中年围绝经期妇女。一旦出现,应立即停用华法林。

3.肝素过敏

肝素、低分子肝素来源于猪黏膜提取物,里面不可避免的会有一些杂质、变应原,可引起变态反应。由抗凝药引发的严重肝素变态反应虽然临床较少见,但由于此类药物使用广泛,一旦发生变态反应会对患者的治疗策略、安全带来诸多困扰。

轻症患者常表现为皮肤潮红、发痒、心悸、皮疹,严重者可出现呼吸困难,休克或死亡。一旦发生应立即停用肝素,尽可能地多饮水。轻度的口服抗过敏药物如氯雷他定,部分需要加口服抗炎药物如泼尼松,重度需要静脉使用糖皮质激素,皮疹常需局部处理。

磺达肝癸钠是纯化学合成的高亲和力的戊糖结构,完全为化学合成,不含来源于动物的成分,减少了病原微生物污染和过敏的潜在风险,在临床疗效和安全性方面有着明显的优势。

七、溶栓治疗

(一)溶栓治疗的适应证

溶栓治疗的适应证是急性肺栓塞合并血流动力学不稳定,收缩压<12.0 kPa(90 mmHg),或者较基础值下降 5.3 kPa(40 mmHg),持续 15 分钟以上。同时出血风险低。美国胸科医师协会抗栓指南第 9 版建议对急性肺栓塞合并低血压[收缩压<12.0 kPa(90 mmHg)]而且出血风险低的患者,给予系统性溶栓治疗,优于没有全身溶栓治疗(2C 级)。欧洲心脏病学会 2014 年版肺栓塞诊疗指南推荐对高危肺栓塞患者进行溶栓治疗。溶栓治疗比单用普通肝素抗凝治疗可更快地恢复肺血流灌注,早期解除肺血管阻塞,加快肺动脉压力和肺血管阻力的下降,改善右心室功能。溶栓治疗对血流动力学的益处仅局限于最初几天,在存活

的病例中,治疗后一星期的差别便不再明显。因此,有溶栓指征的病例宜尽早进行,症状出现后48小时内溶栓效果最佳。溶栓时间窗通常定为出现症状14天以内。

对没有血流动力学损害的中危肺栓塞患者溶栓治疗的利弊多年来仍然存在争议。一项专门针对中危肺栓塞患者溶栓治疗的 PEITHO 研究,是一多中心、随机双盲对照研究,比较肝素加替奈普酶和肝素加安慰剂治疗的结果。纳入对象为急性肺栓塞,经超声心动图或 CT 肺动脉造影(CTPA)证实有右心功能不全,同时经肌钙蛋白 I 或 T 检测证实有心肌损伤的患者,共纳入 1 006 例。主要疗效终点是随机后7天内全因死亡或血流动力学失代偿,主要安全性终点是大出血和脑卒中。该研究的结论显示,对中危肺栓塞患者,溶栓治疗可以预防血流动力学失代偿,但增加大出血和脑卒中的危险,特别是 75 岁以上的患者。为了对比溶栓治疗与抗凝治疗对急性肺栓塞,包括中危肺栓塞的患者在存活率方面的获益和出血的危险,Chatterje·S 等对从开始有溶栓治疗到 2014 年 4 月 10 日的医疗文献数据库 PubMed、EMBASE 等进行搜索,找到 16 个符合条件的随机对照试验(RCTs),共 2 115 例患者的资料进行荟萃分析。其中低危肺栓塞 210 例(9.93%),中危肺栓塞 1 499 例(70.87%),高危肺栓塞 31 例(1.47%),不能归类 385 例(18.20%)。结果发现溶栓治疗可降低全因死亡率,在平均 81.7 天的随访期间,溶栓治疗队列死亡率2.17%(23/1 061),抗凝治疗队列死亡率3.89%(41/1 054)(O.0.53,95%CI 0.32~0.88)。NNT=59,要救活一个患者需治疗 59 个患者。溶栓治疗组的大出血发生率9.24%(98/1061),抗凝组3.42%(36/1 054),溶栓治疗具有较大的大出血风险(O.2.73,95%C.1.91~3.91),NNH=18,平均每18 例溶栓治疗就出现 1 例大出血。溶栓组颅内出血发生率1.46%(15/1 024),抗凝组 0.19%(2/1 019)(O.4.63,95%CI 1.78~12.04,NN.78,95%C.48~206)。但对 65 岁或以下的患者,大出血发生率并没有明显上升(O.1.25,95%C.0.50~3.14)。结论:对于急性肺栓塞,包括血流动力学稳定而有右心室功能不全(中高危肺栓塞)的患者,溶栓治疗降低全因死亡率,但增加大出血和颅内出血的危险。该结论并不适用于没有右心室功能不全的血流动力学稳定的患者。

(二)溶栓药物

1.溶栓药物的分类

目前使用的溶栓药物是丝氨酸蛋白酶,通过将纤维蛋白溶酶原转换成为纤维蛋白溶酶而起作用。纤维蛋白溶酶分解血凝块中的纤维蛋白原和纤维蛋白,发挥溶解血凝块的作用。

溶栓疗法的应用始于 1933 年,当时发现某些链球菌菌株(β-溶血性链球菌)肉汤培养物的滤液能溶解纤维蛋白凝块。链激酶最初的临床应用是纤维素性胸膜炎、血胸和结核性脑膜炎。1958 年链激酶首次被用于急性心肌梗死(AMI),才改变了其应用方向。1986 年意大利的 GISSI 研究才确定链激酶治疗急性心肌梗死的疗效。

1947 年首次报道人尿具有纤溶的潜力,其活性成分被命名为尿激酶。与链激酶不同,尿激酶不具抗原性,能直接激活纤溶酶原,形成纤维蛋白溶酶。

组织型纤溶酶原激活剂(tPA)是一种存在于血管内皮细胞的天然纤溶剂,参与血栓形成和溶栓之间的平衡。tPA 对纤维素有明显的特异性和亲和力。在血栓部位,tPA 和纤维素表面的纤溶酶原相结合,诱发结构的变化,促使纤溶酶原转化为纤维蛋白溶酶,溶解血栓。

溶栓药物有时也被称为血浆纤维蛋白溶酶原激活剂,有两大类。

(1)纤维蛋白特异性溶栓药:该类药物在有纤维蛋白存在时,与纤溶酶原的亲和力可增至 600 倍左右,而无纤维蛋白存在时,纤溶酶原活性很少被激活,所以引起出血的不良反应明显减少。目前该类药物的代表有阿替普酶(rt-PA),瑞替普酶(r-PA)和替奈普酶。

(2)非纤维蛋白特异性溶栓药:第一代的溶栓药都属于非纤维蛋白特异性的溶栓药,其激活纤溶酶原的作用不受纤维蛋白的影响,所以引起出血及严重出血等不良反应较多,包括尿激酶、链激酶、尿激酶原。

2.纤维蛋白特异性溶栓药

(1)阿替普酶(rt-PA):阿替普酶是第一个重组组织型纤溶酶原激活剂,与天然的 rt-PA 相同。在体内,组织型纤溶酶原激活剂由血管内皮细胞合成。它是生理的溶栓剂,可以预防体内过多的血栓形成。

阿替普酶具纤维蛋白特异性,其血浆半衰期 4～6 分钟。常被用于冠状动脉血栓、肺栓塞和急性缺血性脑卒中(AIS)的治疗。阿替普酶已被 FDA 批准用于治疗 ST 段抬高心肌梗死(STEMI)、AIS、急性大面积肺栓塞和中央静脉导管堵塞的溶栓,也是目前是唯一被批准用于 AIS 溶栓的药物。

理论上,阿替普酶只是在纤维蛋白凝块的表面才有效。然而在实践中它有系统性溶解血栓的作用,血液循环中可发现中量的纤维蛋白降解产物,具有相当大的全身性出血的风险。阿替普酶在必要时可以重复使用,没有抗原性,几乎从未发现有变态反应。

(2)瑞替普酶(r-PA):瑞替普酶是第二代重组组织型纤溶酶原激活剂。瑞替普酶起作用更快,出血风险比第一代阿替普酶低。它是一种合成的非糖基化的rt-PA突变蛋白,含有天然rt-P.527个氨基酸中的355个。该药是在大肠埃希菌中通过DNA重组技术而产生的。

瑞替普酶不像天然rt-PA那样与纤维蛋白紧密结合,它可以更自由地扩散通过血凝块,而不是像rt-PA那样仅仅与血栓表面结合。在高浓度,瑞替普酶不会与纤维蛋白溶酶原竞争纤维蛋白结合部位,从而使纤维蛋白溶酶原可以在血凝块部位转化成为能溶解血栓的纤维蛋白溶酶。这些特性有助于解释使用瑞替普酶患者血块溶解比使用阿替普酶患者更快。

对分子的生化改造使瑞替普酶的半衰期延长(13~16分钟),可以静脉注射。FDA批准瑞替普酶用于急性心肌梗死,用法是2次静脉注射,每次10 U,在2分钟内注完,相隔30分钟。瑞替普酶这样的给药方法比阿替普酶更方便快捷,后者静脉注射后需静脉滴注。跟阿替普酶一样,瑞替普酶不具抗原性,必要时可以重复使用;几乎从未发现任何变态反应。

(3)替奈普酶:美国FDA在2000年批准替奈普酶用于临床溶栓治疗,是最新被批准的溶栓药。它是用中国仓鼠卵巢细胞利用重组DNA技术而产生。其作用机制类似于阿替普酶,目前用于急性心肌梗死的治疗。

替奈普酶是包含527个氨基酸的糖蛋白(GP),经过对氨基酸分子数的不断修改而成。包括以苏氨酸代替谷氨酰胺,天门冬酰胺代替谷氨酰胺,以及在蛋白酶结构区域氨基酸的四丙氨酸置换。这些变化使替奈普酶血浆半衰期延长,对纤维蛋白的特异性增强。替奈普酶的半衰期可长达130分钟。主要通过肝脏代谢。此外,氨基酸修改的结果使替奈普酶可以一次注射用药,同时对纤维蛋白有高的特异性,出血不良反应减少。

ASSENT-2试验比较替奈普酶和阿替普酶治疗急性心肌梗死的疗效和安全性。发现使用替奈普酶30天的死亡率并不高于阿替普酶。替奈普酶出血并发症较少,大出血较少(4.66% vs.5.94%),并且较少需要输血(4.25% vs 5.49%)。颅内出血率相似(0.93% vs.0.94%)随访研究表明,2个治疗组1年后死亡率相似。

(4)去氨普酶:去氨普酶是一种新的纤溶酶原激活剂,最初在吸血蝙蝠的硬纤维唾液腺中发现。与其他纤溶酶原激活剂相比具有纤维蛋白特异性高、半衰期长、没有神经毒性和不活化β-淀粉样蛋白等优点。

3.非纤维蛋白特异性溶栓药

(1)尿激酶:尿激酶是介入放射科医师最熟悉的溶栓药,也常用于外周血管内血栓和被堵塞的导管的溶栓治疗。

尿激酶是一种由肾实质细胞产生的生理溶栓剂。不像链激酶,尿激酶直接裂解纤溶酶原产生纤溶酶。如果从人尿中提纯,约需要 1 500 L 的尿液才能生产足够一个患者用的尿激酶。商品尿激酶也可通过组织培养生产,也可利用大肠埃希菌培养通过重组 DNA 技术生产。

目前美国 FDA 批准的尿激酶使用指征只有大面积肺栓塞和肺栓塞伴血流动力学不稳定。但目前大量医疗机构也用其来作静脉和动脉血栓的局部溶栓。在血浆中,尿激酶半衰期约 20 分钟。变态反应罕见,可以反复给药而无抗原性的问题。

(2)链激酶:链激酶由 β-溶血性链球菌产生。其本身并不是一个纤溶酶原激活剂,它与血液循环中的游离纤溶酶原(或纤溶酶)结合形成复合物,可以将额外的纤溶酶原转化为纤溶酶。在有纤维蛋白存在时链激酶活性并不增强。使用放射性链激酶研究证明有 2 种不同的清除率,"快"的半衰期约 18 分钟,"慢"的大约为 83 分钟。负荷量 25 000 IU,超过 30 分钟静脉输注,继以 10 000 IU/h,持续静脉滴注 12~24 小时。同时给予抗组织胺药物和氢化可的松以降低免疫反应。不良反应包括寒战、发热、恶心,皮疹常见(20%)。大约 10% 的病例在治疗过程中或治疗后不久可发生血压和心率下降。晚期并发症包括紫癜、呼吸窘迫综合征、血清病、吉兰-巴雷综合征、血管炎、肾或肝功能不全。应用时必须备用肾上腺素和复苏器械。

由于链激酶是从链球菌所产生,链激酶通常不能在 6 个月内重复使用,因为它具有高度抗原性和高水平的抗链球菌抗体。链激酶是最便宜的溶栓药。但其高发的不良反应限制了其临床应用。

(三)溶栓治疗的实施

1.溶栓药物的选择和用法

目前美国 FDA 和欧洲心脏病学会(ESC)批准用于肺栓塞溶栓治疗的药物只有阿替普酶、尿激酶和链激酶。

肺栓塞患者病情可迅速恶化,因此首选起作用快的阿替普酶,多个对比研究显示,阿替普酶 2 小时滴注比尿激酶或链激酶 12 小时滴注更有效而且见效更快。对尿激酶和链激酶也首选 2 小时的快速滴注方案,优于 12~24 小时的静脉滴注方案。在所有溶栓药中链激酶是最没有优势的,因其具有抗原性和其他不良反应,导致大量患者因不良反应而需要停药。

(1)阿替普酶:FDA 批准阿替普酶治疗肺栓塞的剂量为 100 mg,用法是连续输注 2 小时。先用 15 mg 静脉注射,然后 85 mg 在 2 小时内滴完。在滴注阿替普酶期间必须停止肝素滴注。

一些中心更喜欢用加速的 90 分钟的方案,似乎比 2 小时输注起效更快,更安全有效。对于体重小于 67 kg 的患者,先静脉注射 15 mg,然后 0.75 mg/kg 在接下来的 30 分钟内给药(最大剂量 50 mg),和 0.50 mg/kg 在接下来的 60 分钟内给药(最大剂量 35 mg)。对于体重超过 67 kg 的患者,100 mg 的剂量分为先静脉注射 15 mg,接下来的 30 分钟滴注 50 mg,其后 60 分钟内滴注 35 mg。

国内肺栓塞规范化诊治方法研究课题组阿替普酶的用法:50 mg 静脉滴注 2 小时或 100 mg 静脉滴注 2 小时。认为 2 种剂量在疗效方面没什么差别,但 50 mg 的治疗方案较 100 mg 出血的发生率低。Zhang 等的系统和荟萃分析发现,低剂量 rt-PA(0.6 mg/kg,最大 50 mg 或固定剂量 50 mg 静脉滴注 2 小时)与标准剂量(100 mg 静脉滴注 2 小时)相比,标准剂量组有更多的大出血事件,而肺栓塞复发或全因死亡率 2 组差别无统计学意义。Brand K 等对 PubMed 从 1966 年 1 月到 2015 年的文献复习发现,TPA 导致的大出血并发症是剂量依赖性的,可发生于 6.4% 的患者。临床试验证明低剂量 TPA 的安全性和疗效,尤其是对于低体重(小于 65 kg)和有右心室功能不全的患者。此外,有病例报告低剂量 TPA 安全地用于出血风险高的患者,包括老年人、孕妇和手术患者。

在阿替普酶滴注结束或将近结束,APTT 小于基础值的 2 倍时,开始胃肠外抗凝治疗。

(2)瑞替普酶:FDA 尚未批准瑞替普酶用于急性心肌梗死以外的疾病,但瑞替普酶仍被广泛用于急性深静脉血栓和肺栓塞的治疗,所用剂量与批准用于急性心肌梗死患者相同:静脉注射 2 次,每次 10 U,相隔 30 分钟。一个比较瑞替普酶和阿替普酶的前瞻随机研究发现:瑞替普酶组在用药后 1.5 小时总肺动脉阻力下降,而阿替普酶需要 2 小时。也有研究将阿替普酶分别与瑞替普酶和去氨普酶进行比较,结果是在血流动力学指标方面没大差别。

2.溶栓药与抗凝药的衔接问题

使用链激酶或尿激酶溶栓时,必须停止滴注普通肝素。溶栓治疗结束后,应每隔 2~4 小时监测 APTT,待 APTT 小于基础值的 2 倍或<80 秒时,开始规范化肝素治疗。考虑到溶栓治疗潜在的出血危险以及可能需要马上停止或逆转肝素的抗凝效果,ES.2014 年肺栓塞指南认为合理的做法是溶栓结束后,先用普通肝素继续抗凝几个小时,再转换为 LMWH 或磺达肝癸钠。可持续静脉滴注肝素(不必用负荷剂量),监测 APTT 使其维持在对照值的 1.5~2.5 倍。病情改

善,血流动力学稳定后,可改为低分子肝素,此时不用检查 APTT。在用肝素或低分子肝素的同时,可以口服华法林。当 INR 达到2.0～3.0 后,停用肝素或低分子肝素。开始溶栓时如果患者正在使用 LMWH 或磺达肝癸钠,则溶栓后普通肝素的滴注必须推迟至末次 LMWH 注射后 12 小时(LMWH 注射每天 2 次),或 LMWH 或磺达肝癸钠注射后24 小时(LMWH 或磺达肝癸钠注射每天 1 次)。

3.溶栓注意事项

(1)患者应绝对卧床休息。溶栓前常规检查血常规、血型、出凝血时间、活化部分凝血酶时间(APTT)、肝肾功能及血气分析等;配血并做好输血准备。在溶栓治疗前,对于曾经做动静脉穿刺的部位需要进行加压包扎,防止溶栓后发生出血。

(2)在溶栓过程中及溶栓治疗后需要密切监测患者的神志情况及肢体活动情况,以判断有无脑出血的发生。溶栓前要保留外周血管套管针,避免反复血管穿刺,溶栓期间应避免肌内注射和穿刺。确需穿刺深静脉时以动脉穿刺法进行,尽量不穿透血管的后壁。穿刺后需要充分压迫止血,压迫部位应在皮肤穿刺点的略上方,以防止未压到血管穿刺部位而发生局部血肿。需机械通气的患者,勿行气管切开。

(3)溶栓后 3 天内需要每天监测血红蛋白、红细胞及尿常规和大便潜血等,以及时发现难以察觉的内脏出血,尤其是腹膜后出血。一旦发现血红蛋白有明显的下降,需要积极寻找原因,并采取相应措施。

(4)溶栓治疗疗效的判断:溶栓治疗是否有效要根据患者血流动力学和氧合情况判断,而不是根据影像学检查栓子是否减少来判断。溶栓过程中要监测患者的症状、生命体征和氧合功能。如果溶栓后患者的血压逐渐恢复正常,血氧分压上升,则说明溶栓有效。溶栓后 24 小时可复查超声心动图,如果右心室缩小,估测的肺动脉压力降低,右心室壁运动幅度增大,进一步说明溶栓有效。不建议用心电图,CTPA 作为判断疗效的指标。

(5)二次溶栓问题:通常急性肺栓塞只需进行一次溶栓治疗即可取得理想效果。二次溶栓的情况非常少见。

当第一次溶栓血流动力学和氧合恢复后,如果再次出现血流动力学和氧合的异常,考虑为栓子再次脱落所致,可考虑进行第二次溶栓。

首次溶栓后,如果血流动力学稳定,则继续抗凝治疗,不必急于复查 CT 肺动脉造影,即使 CTPA 发现肺动脉血栓负荷仍较大,建议仍继续抗凝治疗。

如果首次溶栓后血流动力学仍不稳定,则应在第二次溶栓或手术取栓之间权衡。与第二次溶栓相关的问题如指征、时机、方案等目前尚无统一的共识。如果首次溶栓治疗效果不满意但不适合做介入治疗,或溶栓治疗后出现新的较大面积的肺栓塞,或医院不具备介入治疗的条件,加上首次溶栓时未发生出血并发症,可考虑第二次溶栓。第二次溶栓应在首次溶栓复查后,通常是在第一次溶栓结束后 24 小时,存在上述情况时进行。除链激酶外,第二次溶栓可使用与第一次相同的溶栓药,也可以更换另一种,剂量通常小于第一次。

(6)肺栓塞并发咯血,如具备下列情况仍可考虑溶栓:①血流动力学不稳;②无溶栓禁忌证或潜在性出血性疾病。此时应常规配血,准备新鲜冷冻血浆和对抗纤溶酶原活性的药物如氨基己酸等。

第三节　肺动静脉瘘

一、病因和分类

肺血管之间的异常交通可见于先天或后天获得性疾病。可表现为动脉到静脉(如甲状腺转移癌),动脉到动脉(如慢性局部缺血或感染引起的支气管动脉到肺动脉的分流)或静脉到静脉(如晚期肺气肿合并的支气管静脉到肺静脉的分流)的异常交通。肺动静脉瘘是肺动脉与肺静脉之间的直接交通,也可为先天性或后天性获得性疾病,两者临床表现和治疗原则类似。

先天性肺动静脉瘘是胚胎时期肺循环内形成的一支或多支肺动脉与肺静脉的异常交通。如皮肤、黏膜和其他器官的遗传性出血性毛细血管扩张症,称为 Tendu-Osler-Weber 病,为常染色体显性遗传。

肺动静脉瘘与其他部位的血管瘤相似,常呈囊状扩张。主要包括两种成分,分别为内皮细胞连接的血管腔和起支持作用的结缔组织基质,也可有少量平滑肌。由于血管内压力较低,周围基质也不多,囊壁较薄,类似静脉壁。囊腔内可有血栓形成致细菌性动脉内膜炎,但不影响周围肺组织,不引起肺不张、支气管扩张或肺炎。其中 1/3 为多发性,常位于肺下叶近胸膜脏层,少数发生在肺实质深处。

二、临床表现

其临床表现与肺动静脉瘘的大小、数量、对气体交换影响和有无并发症有关。大多数小的无并发症的肺动静脉瘘患者无症状,直到常规胸部 X 线检查或因其他疾病做胸部影像学检查时,才被发现。约一半患者主诉呼吸困难,其原因可能是大量来自肺动脉的混合静脉血未经氧合即进入了肺静脉,使动脉血氧分压大幅度降低,刺激呼吸中枢末梢化学感受器引起。另一些常见症状是囊腔破裂出血引起的系列表现,可发生在既往无症状的患者中。症状和体征以囊腔破裂部位和出血程度而异。囊腔破向支气管时表现为咯血,囊腔破向胸膜腔则引起血胸。大量的咯血或血胸可因血容量大量丢失或影响呼吸功能引起休克、严重呼吸困难,甚至死亡。半数患者表现鼻出血,常合并遗传性出血性毛细血管扩张症。这些患者还可有上消化道出血、脑卒中、脑脓肿或癫痫发作等表现。30%患者可表现为神经症状,如头痛、耳鸣、头晕、复视和感觉异常,甚至偏瘫。

体检发现主要为肺动脉动静脉瘘本身的体征和并发症的表现。1/3 患者有黏膜皮下毛细血管扩张,表现为面部、前胸、大腿红色圆形散在或集聚的血管痣性血管扩张。呼吸困难患者常有发绀和杵状指。肺动静脉瘘本身特有的体征是心脏杂音并随呼吸而变化,表现为吸气时杂音增强,呼气时减弱。这是因为流经肺动静脉瘘的肺血流吸气时增加,呼气时减少。这一体征在关闭声门用力吸气时(Muller 法)明显增强,用力呼气时(Valsalva 法)明显减弱甚至消失。但是偶尔可出现非典型杂音,表现为呼气增强或在心脏舒张期听到。

三、辅助检查

对诊断有重要意义的辅助检查是影像学,但较小的肺动静脉瘘胸部 X 线平片可正常。典型的肺动静脉瘘表现为圆或椭圆形、密度均匀一致周边光滑的单个或葡萄状阴影,少于 5% 的肺动静脉瘘可有钙化点。断层和 CT 或 MRI 扫描有帮助诊断瘘囊与肺门血管的关系,可见到流入和流出血管与肺门血管相连。透视可证明瘘囊的波动性质,特别在透视中做 Muller 法和 Valsalva 法时,瘘囊的波动会更加明显。对诊断困难者可进行肺血管造影,并可据其判断瘘囊的数量和大小。反复和大量咯血的患者可有红细胞减少,无咯血且有分流明显增加的患者可有低氧血症,而且不随吸纯氧相应升高。

四、诊断和鉴别诊断

当患者有气急、杵状指、红细胞增多、低氧血症难以吸纯氧纠正、局部胸壁听到连续性杂音,而且随 Muller 法和 Valsalva 法明显改变时,应怀疑本病。应及时做胸部影像学检查明确诊断。但部分支气管扩张、结核、肉芽肿疾病、孤立性肺结节或转移性肺癌影像学表现可与本病类似。杂音近心脏时,还应与先天性心脏病和心脏瓣膜病鉴别。红细胞计数明显增多时,应与红细胞增多症鉴别,但肺动静脉瘘白细胞和血小板计数正常,无脾大。鉴别困难时,应进行肺动脉造影以明确诊断。

五、治疗

手术是肺动静脉瘘的最有效疗法。有明显发绀、红细胞增多、咯血或病变迅速增大时应考虑手术。根据病变范围,可采取与病灶有一定距离的楔形、肺段或肺叶切除手术。同时尽可能多保留肺组织,因为附近的肺组织是正常的。然而,多达 1/3 的患者有多处病灶,术后可能复发。为提高手术根治率,术前应常规肺动脉造影,全面了解肺动静脉瘘的数量和波及范围,以便手术时彻底切除。

第四节　急性肺源性心脏病

一、定义和概况

急性肺源性心脏病简称急性肺心病,是指主要来自静脉系统或右心的栓子进入肺循环,引起肺动脉主干或其分支的广泛栓塞,并伴发广泛肺动脉痉挛,使肺循环受阻,肺动脉压急剧升高,超越右心所能负荷的范围,从而引起右心室急剧扩张和急性右心衰竭。大块肺动脉栓塞尚可引起猝死。其中肺血栓栓塞症(PTE)是最常见的一种。

二、病因

急性肺源性心脏病病因较多,最常见于急性大面积肺梗死,而严重肺动脉血栓栓塞是最常见原因,栓子的主要来源有周围静脉栓塞,常见栓子来源有髂外静脉、股静脉、深股静脉、腘静脉,其次为生殖腺静脉(卵巢或睾丸静脉)、子宫静脉、盆腔静脉丛、大隐静脉等,以下肢深部静脉栓塞和盆腔静脉血栓形成或血栓性静脉炎的血栓脱落为常见。久病或手术后长期卧床、静脉曲张、右心衰竭、静脉内插管、红细胞增多症、血小板增多症、抗凝血酶的缺乏等引起的高凝状态所致血流淤滞,静脉炎后等致静脉管壁损伤均易致血栓形成。盆腔炎、腹部手术、分娩为促进局部静脉血栓形成与血栓性静脉炎的重要因素。肺、胰腺、消化道和生殖系统的肿瘤易合并肺血栓。这与肿瘤细胞产生激活凝血系统的物质(组织蛋白,组织蛋白酶)有关。其次右心血栓可导致急性肺源性心脏病,血栓可来自右心房,如长期心房颤动,右心房的附壁血栓脱落;来自右心室,如心肌梗死波及右心室心内膜下引起附壁血栓脱落时;还有心内膜炎时肺动脉瓣或三尖瓣的赘生物脱落引起肺动脉栓塞。此外,空气栓塞也占一定比例,是心血管手术、肾周空气造影、人工气腹等,因操作不当,空气进入右心腔或静脉所致的气栓。空气栓塞为目前造成非血栓肺栓塞的常见原因。还有癌栓、脂肪栓塞及其他(如细菌性心内膜炎、动脉内膜炎、化脓性静脉炎后的菌栓;分娩时羊水栓塞;急性寄生虫病有大量成虫或虫卵进入肺循环引起的广泛的肺动脉栓塞)。口服避孕药也是导致肺动脉栓塞的危险因素。

三、病理

常见肺血栓栓塞症(PTE)病理表现为大块栓子或多个栓子阻塞在肺总动脉,骑跨在左、右肺动脉分叉处或分别阻塞左、右肺动脉。有时栓子向右心室延伸至阻塞部分肺动脉瓣。右心室扩大,其心肌及左心室心肌,尤其是心内膜下心肌,可能因休克或冠状动脉反射性痉挛引起严重缺氧而常有灶性坏死。PTE可以是单发的,但多发或双侧性的栓塞更为常见,其成因可能是血栓反复脱落或新鲜血栓在通过心腔或进入肺动脉后由于机械和(或)纤溶作用,破碎成多个较小的血栓。常见表现为下肺多于上肺,特别好发于右下叶肺,约达85%,这与血流及引力有关。若纤溶机制不能完全溶解血栓,24小时后栓子的表面即逐渐为内皮样细胞被覆,2~3周后牢固贴于动脉壁,血管重建。早期栓子退缩,血流再通的冲刷作用,覆盖于栓子表面的纤维素、血小板凝集物及溶栓过程,都可以产生新栓子进一步栓塞小的血管分支。栓子是否引起肺梗死由受累血管大小、栓塞范围、支气管动脉供给血流的能力及阻塞区通气适当与否决定。肺梗死多发生在下叶,尤其在肋膈角附近,常呈楔形,其底部在肺表面略高于周围的正常肺组织,呈红色。梗死区肺表面活性物质减少可导致肺不张。胸膜表面常见渗出,产生血性或浆液性胸腔渗液,1/3为血性。存活者梗死处坏死组织逐渐被吸收,最后形成瘢痕。

脂肪栓塞多见于严重创伤或骨折后,尤其是长骨(如股骨干骨折)或骨盆多发性骨折、严重挫伤、挤压伤造成脂肪组织大面积损伤以及骨髓碎片或脂肪颗粒进入静脉血流,经过右心进入肺微小动脉或毛细血管所致。除脂肪滴机械阻塞外,尚存在继发性化学炎症反应机制。栓塞部位的中性脂肪在被激活的脂肪酶的作用下,释放出活性游离脂肪酸,刺激局部肺间质,发生生物化学性炎症反应,损伤毛细血管和肺泡,引起肺组织水肿、缺血、缺氧、出血甚至肺不张,严重者发生急性呼吸窘迫综合征(ARDS)。

羊水栓塞主要见于分娩过程中。在某些病理因素作用下,羊水中的胎儿产物如胎粪、鳞状上皮、毛发、胎脂、黏液等,通过有缺陷的子宫肌层或胎盘附着部位的静脉窦、破裂的宫颈内膜静脉,进入母体循环所致。胎盘早剥、胎膜破裂及早破水为此提供了通路。使用过量催产药物后宫内高压为羊水进入血循环提供了条件。羊水栓塞引起肺栓塞不完全是羊水中的有形成分引起的机械阻塞,而羊水入血后激发的一系列炎症、血管活性物质释放和变态反应可能是最重要的机制。

空气栓塞是内科穿刺等治疗和外科手术的严重并发症之一,少数可由外伤引起。空气栓塞又分为动脉型和静脉型两种。动脉型空气栓塞主要是由于空气进入左心房、左心室和周围动脉系统而引起的栓塞;静脉型空气栓塞主要是由于空气进入周围静脉、右心和肺动脉系统,经血液搅拌为泡沫状,严重阻碍右心室及肺动脉血流,可造成急性右心衰竭,甚至死亡,少量气泡可通过肺小动脉、毛细血管或肺内动静脉吻合支进入体循环,到达心脏、脑、肾等。

四、病理生理

(一)常见表现

血栓运行到肺部对肺循环影响的大小,视血管阻塞的部位、面积、肺循环原有的储备能力及肺血管痉挛的程度而定。一般小的栓塞对血液循环影响不大,血栓机化后,阻塞的肺动脉可再通。当两侧的肺动脉主要分支被巨大的血栓阻塞以及血栓表面的血小板崩解释放体液因子如组胺、5-羟色胺、多种前列腺素、血栓素 A_2 等进入肺循环,可引起广泛肺细小动脉痉挛。可引起呼吸的病理生理改变:①肺泡无效腔增大,当某一支动脉被血栓完全阻塞时,无灌注的肺泡不能进行有效的气体交换,故肺泡无效腔(VD/VT)增大。②V/Q 比例失调,出现肺萎陷、不张和梗死区域,如有残存血流,可形成低 V/Q 区。通气血流比例失调是形成低氧血症的主要原因。③通气受限,较大的栓塞可引起反射性支气管痉挛,同时 5-羟色胺、组胺和缓激肽等也促使气道收缩,均可引起气腔及支气管痉挛,可加重呼吸困难。当支气管肺泡明显收缩时,可产生高碳酸血症,进一步造成肺毛细血管阻滞。④肺泡表面活性物质减少,肺泡可变形及塌陷,出现充血性肺不张,及局限肺水肿,可导致肺萎陷,肺顺应性下降;同时可引起血管漏出增加,产生局部或弥漫性肺水肿和不张,导致通气和弥散功能进一步下降。在临床上可出现咯血及严重缺氧。⑤肺内右向左分流,通气功能障碍、肺不张及严重的肺动脉高压引起的动静脉短路开放,引起肺内右向左分流。⑥胸膜受累,栓塞部位临近胸膜时,可引起胸腔积液,积液多为渗出性,也可为血性。

当大量的小栓子同时发生肺小动脉栓塞造成肺循环横断面积阻塞超过一半时,可使肺动脉压急剧升高。因右心室无法排出从体循环回流的血液,随即发生右心室扩张与右心衰竭。此外,由于左心回心血量锐减,左心室输出量突然降低,体循环动脉压下降,可发生不同程度的休克。

(二)非典型表现

发生 PTE 后,由于血管堵塞及缩血管物质释放,引起肺血管床的减少,使肺毛细血管血流阻力增加,其中最主要的是机械阻塞作用。阻力增加和缺氧可引起肺动脉高压,约 70% 的 PTE 患者肺动脉平均压(mPAP)>2.7 kPa(20 mmHg),常为 $3.3 \sim 4.0$ kPa(25~30 mmHg)。右心室充盈压增加,心脏指数下降;肺血管床被阻塞 50%~70% 时,出现持续的严重肺动脉高压;阻塞达 85% 时,出现所谓断流现象,可致猝死。

肺动脉高压导致右心室后负荷增加,右心室壁张力增高,心排血量下降,体循环淤血,出现急性肺源性心脏病;右心室扩大,右室充盈压升高,室间隔左移,加之受到心包的限制,可引起左室充盈下降,导致体循环压降低,严重时可出现休克;主动脉内低血压和右心房压升高,使冠状动脉灌注压下降,心肌血流减少,特别是右心室内膜下心肌处于低灌注状态,加之急性肺栓塞时心肌耗氧增加,可致心肌缺血诱发心绞痛。

新鲜血栓上面覆盖有多量的血小板及凝血酶,栓子在肺血管树内移动时,引起血小板活化并脱颗粒,释放各种血管活性物质,如 5-羟色胺、血栓素 A_2(TXA_2)等,这些介质具有收缩肺血管作用,使肺动脉压力增高和血管通透性改变,它们还可以刺激肺的各种神经受体,包括肺泡壁上的 J 受体和气道的刺激受体,从而引起胸闷。

五、临床表现

(一)常见症状和体征

1.症状

发生大块栓塞或多发性梗死时,患者起病急骤,常突然发生不明原因呼吸困难、气促、发绀、剧烈咳嗽、窒息感、心悸和咯血。其中呼吸困难严重且持续时间长,呼吸困难的特征是浅而速,呼吸频率为 40~50 次/分。咯血常为小量咯血,每次数口到 20～30 mL。大咯血少见。重者有烦躁不安、神志障碍、惊恐甚至濒死感。发作时因伴脑供血不足,有伴昏厥(也可为 PTE 的唯一或首发症状)。

病变累及胸膜时,因栓塞部位附近的胸膜有纤维素性炎症,可出现剧烈胸膜炎性胸痛并放射至肩部,与呼吸有关,据此可判断肺栓塞的部位。

临床上有时出现所谓肺梗死三联征,即同时出现呼吸困难、胸痛及咯血,但仅见不足 30% 的患者。

肺梗死后综合征:一般肺血栓后 5～15 天可出现类似心肌梗死后综合征,如有心包炎、发热、胸骨后疼痛、胸膜炎、白细胞计数增多及血沉快等。

2.体征

(1)肺部体征:常见呼吸急促,肤色苍白或发绀,肺大块梗死区域因肺不张、心力衰竭、肺泡表面活性物质丧失致毛细血管渗透性改变,因此常可闻及细湿啰音。神经反射及介质作用可引起小支气管的痉挛、间质水肿等,使肺部出现哮鸣音。叩诊浊音,呼吸音减弱,或有哮鸣音和(或)细湿性音,如肺梗死病变累及胸膜可闻及胸膜摩擦音或有胸腔积液体征。偶在肺部听到一连续或收缩期血管杂音,且吸气期增强,是因血流通过狭窄的栓塞部位引起湍流所致,也可发生于栓子开始溶解时。

(2)心脏体征:心动过速往往是肺栓塞的唯一及持续的体征。大块肺栓塞患者,右心负荷剧增,心浊音向右扩大,心底部肺动脉段浊音可增宽,可伴明显搏动,肺动脉瓣区第二音亢进及分裂,有响亮收缩期喷射性杂音伴震颤,可有舒张期杂音及奔马律,吸气时增强,若用 Valsalva 方法检查时,即减轻或消失。当有心搏出量急骤下降时,肺动脉压也下降,肺动脉第二音可不亢进。脉细速,血压低或测不到,心率增快,心前区奔马律、阵发性心动过速、心房扑动或颤动等心律失常。

(二)非典型表现

1.心搏骤停

老年人急性肺源性心脏病可出现心搏骤停。

2.症状不典型

无咯血胸痛,仅表现为胸闷与气短。

3.其他体征

可伴发热,早期可有高热,低热持续 1 周或 1 周以上。右心衰竭时,颈静脉怒张,肝大并有疼痛及压痛。急性期下肢水肿多不明显。如有横膈胸膜炎或充血性脏器肿大时可伴有急性腹痛。

六、实验室检查

(一)血浆 D-二聚体测定

血浆 D-二聚体的快速测定对血栓栓塞性疾病具有早期诊断价值,能够反映疾病的发展变化、严重程度,了解血栓形成过程,估计抗凝、溶栓治疗效果和预后。血浆 D-二聚体诊断肺血栓栓塞症的敏感度高达 $92\%\sim100\%$,但特异度较低,仅 $40\%\sim43\%$。血浆 D-二聚体如 $<500\ \mu g/L$ 提示无肺栓塞存在。但病程长又无新的血栓形成时,血浆 D-二聚体可不高;外伤、手术、心血管病、肿瘤、炎症、高龄等因素可使其升高,故血浆 D-二聚体测定最好用于疑似肺血栓栓塞症而不合并急性全身疾病的患者,应当结合其他临床资料综合分析。

(二)动脉血气分析

常表现低氧血症,低碳酸血症,PaO_2 平均为 $8.3\ kPa(62\ mmHg)$,原有心肺疾病的患者肺栓塞时 PaO_2 更低,但 PaO_2 无特异性,无低氧血症也不能排除肺栓塞。部分患者的血气结果可以正常。

七、器械检查

(一)心电图

1.常见心电图表现

心电图检查主要表现为急性右心室扩张和肺动脉高压,典型的心电图表现:①电轴显著右偏,极度顺钟向转位,右束支传导阻滞。②Ⅰ、aVL 导联上 S 波加深,Ⅲ、aVF 导联上出现 Q 波,T 波倒置。③肺型 P 波。④Ⅰ、Ⅱ、Ⅲ、aVL、aVF 导联上 S~T 段降低,aVR 导联和右胸导联上 R 波常增高,右侧心前导联上 T 波倒置。⑤胸前导联过渡区左移,可出现房性或室性心律失常,完全性或不完全性右束支传导阻滞。这些变化可在起病 5~24 小时出现,如病情好转,数天后消失。对心电图改变,需动态观察。心电图检查也是鉴别急性心肌梗死的重要方法。

2.非典型心电图表现

$V_1\sim V_3$ 导联上 ST 段弓背向上抬高,$V_5\sim V_6$ 导联上 ST 段轻度下移。QRS 电轴多数右偏,少数也可左偏($\leqslant-300$),或出现 SⅠ、SⅡ、SⅢ征和顺钟向转位。

(二)胸部 X 线

1.常见表现

由于肺栓塞的病理变化多端,所以 X 线表现也是多样的,应连续做胸部 X 线检查。

(1)肺梗死发病后 24 小时,肺梗死形成早期,X 线检查可无特殊发现,或仅见肋膈角模糊,一侧肺门阴影加深及同侧膈肌上升及呼吸幅度减弱等间接征象。

(2)发病 1~2 天后,肺梗死已甚明显,常见改变如下:①X 线发现肺门阴影和肺血管影可较正常为宽,但当一个较大的肺叶或肺段动脉栓塞时,X 线表现为周围肺动脉阴影可有局部变细,阻塞区域的肺纹理减少,以及局限性肺野的透亮度增加。多发性肺动脉有小的 PTE 可引起普遍性肺血流量减少,因此显示肺纹理普遍性减少和肺野透亮度的增加。②心影向两侧扩大,伴上腔静脉及奇静脉增宽。③肺梗死区呈卵圆形或三角形密度增高影,底部向外与胸膜相连,可有胸腔积液影像。两肺多发性肺栓塞时,其浸润阴影颇似支气管肺炎。④肺动脉高压征象较大的肺动脉或较多肺动脉分支发生栓塞时,由于未被栓塞的肺动脉内血流量突然增加,高度充血及扩张,肺动脉段明显扩大突出。尤其是在连续观察下,若右下肺动脉逐渐增粗,横径>15 mm,则诊断意义更大。一般扩张现象在发病后 24 小时出现,2~3 天达最大值,持续1~2 周。另一个重要征象是外围的肺纹理突然变纤细,或突然终止,如"残根"样。⑤一侧或双侧横膈抬高。发生率为 40%~60%;胸膜增厚、粘连、少量胸腔积液;盘状肺不张。⑥特异性 X 线表现。Hampton 驼峰征:即肺内实变的致密区呈圆顶状,顶部指向肺门,常位于下肺肋膈角区。另有 Westermark 征:栓塞近侧肺血管扩张,而远侧肺血管纹理缺如。

2.非典型影像表现

急性肺源性心脏病主要原因为肺动脉栓塞,肺栓塞影像表现可不典型,可表现为双下肺球形阴影,与肺炎性假瘤、结核球、肺癌相似,广泛肺栓塞表现似支气管肺炎。可出现多发性腔隙性胸腔积液。

(三)CT 肺血管成像

CT 肺血管成像(CTPA)不仅可以直接看到血栓和血流阻断,而且有助于排除其他胸部疾病,因而大大提高了诊断正确率。主要发现肺动脉或其分支堵塞呈"截断"现象,或管腔不规则充盈缺损征象者提示肺栓塞。在诊断主干肺动脉和叶干肺动脉上发生的大块时,特异性和敏感性超过 95%,而非确定性诊断率仅为 3%~10%。但由于分辨率的限制,仅能可靠地显示肺动脉 2~4 级分支,即便通过采用薄层和多方位重组提高了肺段及肺亚段动脉血栓的显示率,但由于支气管的变异性较大,对亚段及亚段以下动脉的血栓显像存在局限性,同时由于需要迅速推注造影剂,也限制了该检查的应用范围,在原有心功能不全或肾功能不全患者中应用需慎重。

(四)肺动脉造影

1.常见表现

肺动脉造影(CPA)是目前诊断肺动脉栓塞最可靠的方法,其敏感度约为98%,特异度为95%～98%。可以确定阻塞的部位及范围,若辅以局部放大及斜位摄片,甚至可显示直径 0.5 mm 血管内的栓子,一般不易发生漏诊,假阳性很少。肺栓塞时的肺动脉造影的 X 线最有价值的征象:①血管腔内充盈缺损。肺动脉内有充盈缺损或血管中断对诊断肺栓塞最有意义。②肺动脉截断现象,为栓子完全阻塞一支肺动脉后而造成的。③某一肺区血流减少。一支肺动脉完全阻塞后,远端肺野无血流灌注,局限性肺叶、肺段血管纹理减少或呈剪枝征象。④肺血流不对称。栓子造成不完全阻塞后,造影过程中,动脉期延长,肺静脉的充盈和排空延迟,未受累血管增粗、扭曲,为血流再分配所致。⑤肺动脉高压征象。中心肺动脉增宽,段以下分支变细,右心增大。肺动脉造影有一定危险,特别是并发严重肺动脉高压和急性肺源性心脏病者危险性更大。

2.非典型表现

CPA 易将重叠血管结构误诊为肺栓塞,或难以辨认未完全阻塞的血管,加用数字电影血管造影,可使重叠结构在相对运动中观察更清楚,并可见到往返运动的栓子及造影剂在栓子旁流过的情况,以提高诊断率。

(五)超声心动图

1.常见表现

由于超声心动图敏感性较低,且难以发现肺动脉远端的栓子,故对肺动脉的诊断价值有限,但其快速、便捷、无创,并可以在急诊室或重症监护病房进行床旁检查,在对急危患者的诊断和病情评估中占有重要地位,且能够除外其他心血管疾病。

经胸部或经食管二维超声心动图可以直观地看到位于右心房血栓、活动蛇样运动的组织和不活动无蒂极致密的组织,若同时患者临床表现符合急性肺栓塞,则可以做出诊断;或右心发现肺动脉近端的血栓也可确定诊断。此为直接征象,直接检出肺动脉内栓子并评估其位置、阻塞程度、累及范围,有利于制订治疗方案。

间接征象提示急性肺栓塞:①心腔内径改变。右心室和右心房扩大,尤以右心室增大显著;室间隔左移、左心室内径变小和运动异常等。多数病例的左心室前后径<40 mm,反应肺栓塞造成的左心充盈不良。RV/LV 的比值明显增大。

右心室壁局部运动幅度降低。②室壁运动异常。室间隔运动异常,表现为左心室后壁的同向运动,其幅度常大于其他原因造成的室间隔的异常运动,随呼吸变化幅度增大;右心室游离壁功能异常,右心血流动力学改变、不能解释的右心舒张功能障碍。③三尖瓣环扩张伴少至中量的三尖瓣反流。④肺动脉高压。M超声显示肺动脉瓣曲线 α 波浅至消失,CD 段切迹;二维图像上肺动脉增宽,肺动脉瓣关闭向右室流出道膨凸;近端肺动脉扩张内径增加、明显的三尖瓣反流等。

2.非典型表现

有些部位的栓子常难以发现。但超声心动图检出率较低,主要原因:①经胸超声仅能显示左、右肺动脉主干,不能显示其远端分支,位于叶、段动脉内的血栓无法观察。②该病例新鲜陈旧血栓混合,新鲜血栓回声若趋近于无回声区则不能识别。

(六)放射性核素肺扫描

1.常见表现

放射性核素肺扫描是临床无创伤性、对肺动脉栓塞诊断价值较高的常用技术。肺灌注扫描常用^{99m}Tc标记的人体清蛋白微粒静脉注射,几乎全部放射性颗粒都滞留在肺毛细血管前小动脉,放射性核素的分部与肺血流量呈比例。肺栓塞者肺灌注扫描的典型所见是呈肺段分布的灌注缺损,不呈肺段分布者诊断价值有限。肺灌注扫描正常者基本可排除肺动脉栓塞。一般可将扫描结果分为3类:①高度可能。其征象为至少 1 个或更多叶、段的局部灌注缺损,而该部位通气良好或胸部 X 线无异常。②正常或接近正常。③非诊断性异常。其征象介于高度可能与正常之间,需要做进一步检查,包括下列检查策略,D-二聚体测定和临床可能性评估、一系列下肢检查、肺螺旋 CT、肺动脉血管造影等。结果呈高度可能具有诊断意义。

2.非典型表现

值得注意的是,单独灌注显像缺乏特异性,由于某些疾病,如肺炎、肺不张、气胸及慢性阻塞性肺疾病等,当通气降低时,肺血流灌注也降低。肺实质性病变,如肺气肿、结节病、支气管肺癌及结核等也可引起通气及灌注的降低。因此,上述灌注的缺损并非特异性,仍需有肺通气显像,让患者吸入^{133}Xe等放射性气体,也可用放射性气溶胶发生器,将^{99m}Tc-MAA 的某些药物(植酸钠)雾化成放射性气溶胶让患者吸入,沉着于肺泡,然后体外显像,以反映气道的通畅情况。此外检查时机、显像是否为同期进行均可影响结果的分析。

八、诊断

急性肺源性心脏病的诊断是比较困难的,在临床工作中易忽略及误诊,如不及时诊断,往往使患者失去了抢救时机。在诊断过程中应注意以下几点。

(1)发现可疑患者,根据突然发病剧烈胸痛、与肺部体征不相称的呼吸困难、发绀、心悸、昏厥和休克,尤其发生于长期卧床、手术后、分娩、骨折、肿瘤、心脏疾病(尤其合并心房纤颤)、肥胖及下肢深静脉炎等患者,应考虑肺动脉大块栓塞引起急性肺源性心脏病的可能;排除急性心肌梗死、降主动脉瘤破裂或夹层动脉瘤、急性左心衰竭、食管破裂、气胸等。

(2)对可疑患者进一步检查,结合肺动脉高压的体征,急性右心衰竭的临床表现及心电图、X线检查结果,可以初步诊断。高分辨 CT 和(或)放射性核素肺灌注扫描检查和选择性肺动脉造影可以诊断栓塞的部位和范围。

九、鉴别诊断

急性肺源性心脏病的临床表现为非特异性,与其他许多疾病的临床表现相类似,因此临床已发现的可疑患者必须做进一步的鉴别诊断。

(一)常见表现

1.心肌梗死

疼痛在胸骨后呈压榨性或窒息性,并有一定放射部位,疼痛与呼吸无关,除有肺水肿外,一般无咯血,不出现肺实变体征,部分病例有心包摩擦音、血清转氨酶明显升高、心电图出现特征性改变,出现异常Q波,且不易消失。

2.细菌性肺炎

可有与肺梗死相似的症状和体征,如呼吸困难、胸膜痛、咳嗽、咯血、心动过速、发热、发绀、低血压,X线表现也可相似。但肺炎有寒战、脓痰、菌血症等。

3.胸膜炎

约 1/3 的肺栓塞患者可发生胸腔积液,易被诊断为结核性胸膜炎。但是并发胸腔积液的肺栓塞患者缺少结核病的全身中毒症状,胸腔积液常为血性、量少,消失也快。

(二)非典型表现

1.癫痫

部分大面积 PTE 表现为癫痫样发作,而且病程长者可因下肢深静脉血栓长期慢性脱落,造成反复的癫痫样小发作,往往被误诊为癫痫而长期服用抗癫痫药。但这些患者一般较年轻,既往没有癫痫病史或诱因,往往存在 PTE 的危险因素,如下肢深静脉血栓形成、手术、骨折等。癫痫样发作考虑与大块血栓栓子严重阻塞中心肺动脉,导致呼吸衰竭引起严重低氧血症、呼吸性酸中毒及 PTE导致右心衰竭引起脑部低灌注有关。对突然出现的不能解释的癫痫样发作,同时伴有严重低氧血症、心动过速,呼吸急促的患者,应警惕 PTE 的可能。

2.主动脉夹层动脉瘤

急性 PTE 患者剧烈胸痛、上纵隔阴影增宽(上腔静脉扩张引起),伴休克、胸腔积液时要与主动脉夹层动脉瘤相鉴别,后者多有高血压病史,起病急骤,疼痛呈刀割样或撕裂样,部位广泛,与呼吸无关,发绀不明显,患者因剧烈疼痛而焦虑不安,大汗淋漓,面色苍白,心率加快,多数患者血压同时升高。有些患者临床上有休克表现,但血压下降情况与病情轻重不平行,同时可出现夹层血肿的压迫症状和体征。病变部位有血管性杂音和震颤,周围动脉搏动消失或两侧脉搏强弱不等;如主动脉夹层累及主动脉瓣,可引起急性主动脉瓣关闭不全的症状和体征。超声心动图可进行鉴别。

3.高通气综合征

高通气综合征又称焦虑症。呈发作性呼吸困难、胸部憋闷、垂死感;情绪紧张或癔症引起呼吸增强与过度换气,二氧化碳排出增加,动脉血气常呈呼吸性碱中毒,心电图可有 T 波低平或倒置等,需与急性 PTE 相鉴别。高通气综合征常有精神心理障碍,情绪紧张为诱因,较多见于年轻女性,一般无器质性病变,症状可自行缓解和消失,动脉血气虽有 $PaCO_2$ 下降,但氧分压正常可行鉴别。

十、治疗

(一)血栓性肺栓塞的治疗

1.用药方法

大块肺动脉栓塞引起急性肺源性心脏病时,必须紧急处理以挽救生命。治疗措施:①给予氧气吸入。②抗休克治疗:可用多巴胺 20~40 mg 加入200 mL5%葡萄糖溶液中静脉滴注,目前常用多巴酚丁胺 5~15 $\mu g/(kg \cdot min)$静脉滴注。③胸痛可用罂粟碱 30~60 mg 皮下注射或哌替啶 50 mg 或吗啡5 mg 皮下注射以止痛及解痉。④心力衰竭时用快速强心药物。⑤溶栓疗法和抗凝治疗:美国食品药品管理局批准的是链激酶负荷量每 30 分钟 25 000 IU,继而 100 000 IU/h,维持24 小时静脉滴注;尿激酶负荷量每 10 分钟 2 000 IU/b(磅,1 磅=0.45 kg);静脉滴注,继而每小时 2 000 IU/b(磅,1 磅=0.45 kg)维持24 小时静脉滴注;重组组织型纤溶酶原激活剂 2 小时 100 mg,静脉滴注,国内常用尿激酶 2~4 小时 20 000 IU/kg 静脉滴注;重组组织型纤溶酶原激活剂2小时 50~100 mg,静脉滴注。溶栓主要用于两周内的新鲜血栓栓塞。溶栓治疗结束后继以肝素或华法林抗凝治疗。对小的肺动脉栓塞也可只用肝素抗凝治疗。

2.治疗矛盾

溶栓治疗急性肺栓塞可以:①通过溶解血栓,可迅速恢复肺灌注,逆转血流动力学的改变,及早改善肺的气体交换;②通过清除静脉血栓,减少肺栓塞的复发;③快速而完全地溶解栓子,可减少慢性肺栓塞和慢性肺动脉高压的发生;④通过以上各种机制,溶栓治疗可以降低肺栓塞的发病率和病死率。但溶栓治疗的主要并发症为出血、变态反应、溶栓后继发性栓塞(如心、脑、肺等)等。溶栓治疗存在一定危险,是治疗上的矛盾,在治疗上如何评估治疗中出血及继发性栓塞的危险性,是临床上需要探讨的问题。

3.对策

为探讨溶栓的恰当性,有关专家把急性肺栓塞患者分为两类:①出现休克或出现机体组织灌注不足(包括低血压、乳酸性酸中毒、心搏出量减少)的肺栓塞;②血流动力学稳定的肺栓塞。对于后组患者,已有足够的证据表明,溶栓治疗较之单独应用肝素治疗并不能减少患者的病死率和肺栓塞的复发率,且溶栓可明显增加出血的危险性,所以不推荐溶栓治疗。对于前组患者,除非有绝对的禁忌证,此类患者均应接受溶栓治疗,因为溶栓治疗已被反复证明具有减少栓子负荷、提高血流动力学参数和患者存活率的优势。

但在溶栓治疗 PTE 时应注意:①溶栓应尽可能在 PTE 确诊的前提下慎重进行。②严格根据溶栓适应证及禁忌证筛选溶栓病例。③提倡溶栓药物剂量个体化。④用药前充分评估出血及继发性栓塞的危险性,必要时应配血,做好输血准备。⑤溶栓中严密观察,溶栓前宜留置外周静脉套管针,以方便溶栓中取血监测,避免反复穿刺血管。⑥溶栓后继续观察,绝对卧床 3 周。⑦绝对卧床 1 周后,血液处于高凝状态时应高度警惕血栓栓塞的可能。

急性 PTE 溶栓治疗的注意事项:溶栓前用一套管针做静脉穿刺,保留此静脉通道至溶检结束后第2天,此间避免做静脉、动脉穿刺和有创检查。为预防不测,溶栓前需验血型及备血,输血时要滤出库存血血块。准备新鲜冷冻血浆和对抗纤溶酶原活性的药物,如氨基己酸、对梭基苄胺等。一般小量出血者可不予处理,严重出血时即刻停药,输冷沉淀和(或)新鲜冷冻血浆及给予对梭基苄胺或氨基己酸等。颅内出血请神经外科医师紧急会诊。

对血流动力学稳定的急性肺栓塞可行抗凝治疗。

肺动脉血栓摘除术：适用于经积极的保守治疗无效的紧急情况，要求医疗单位有施行手术的条件与经验。患者应符合以下标准：①大面积 PTE，肺动脉主干或主要分支次全堵塞，不合并固定性肺动脉高压者（尽可能通过血管造影确诊）。②有溶栓禁忌证者。③经溶栓和其他积极的内科治疗无效者。

经静脉导管碎解和抽吸血栓：用导管碎解和抽吸肺动脉内巨大血栓或行球囊血管成形，同时还可进行局部小剂量溶栓。适应证：肺动脉主干或主要分支大面积 PTE 并存在以下情况者——溶栓和抗凝治疗禁忌；经溶栓或积极的内科治疗无效；缺乏手术条件。

（二）非血栓性肺栓塞的治疗

1.脂肪栓塞（FES）

到目前为止，尚无特效治疗手段，主要是支持和对症治疗。自从 1966 首次应用糖皮质激素治疗 FES 以来，临床已广泛使用该类药物治疗且取得较好的疗效。早期给予肾上腺皮质激素可减轻生物化学性炎症反应、降低血管通透性、减轻间质肺水肿，缓解脂肪栓塞的严重程度。出现 ARDS 或病情危重者，可给予大剂量、短疗程（连用 3～5 天）激素治疗，及时给予氧疗和呼吸支持，建立人工气道，给予辅助正压通气或呼气末正压通气，并保护脑功能，防止各种并发症的发生。肝素治疗疗效不确切，选择时应慎重。有报道静脉输注清蛋白可通过与血中游离脂肪酸结合，降低血中脂肪酸水平，有助于减轻脂肪酸炎症反应。有条件者可应用抑肽酶注射治疗。

2.羊水栓塞

治疗原则主要是针对羊水栓塞的病理生理特点给予血流动力学支持，针对凝血功能障碍给予成分输血。具体措施包括抗过敏、抗休克、减轻肺动脉高压、缓解呼吸困难、纠正心力衰竭、补充血容量、确保输液通道（要有 2 条以上的输液通道）、纠正酸中毒、保护肾脏功能，肝素的使用要视病情而定，凝血功能障碍早期可用肝素，至出现纤溶现象时可增加补充纤维蛋白原和新鲜血或新鲜血浆，吸氧、呼吸机辅助呼吸，对症和支持治疗。产后大出血不能控制，应果断切除子宫，避免子宫血窦中的羊水栓子进一步释放至血液而加重子宫出血，即使在休克状态下也要创造条件果断进行手术。凡分娩期间在疑似羊水栓塞患者外周血中找到羊水成分，应高度怀疑有羊水栓塞可能，并给予重视，及早采取抢救措施，挽救患者生命。

3.空气栓塞

治疗原则是排除心腔内的气体和防止空气继续进入。发现栓塞应立即终止手术操作,让患者取左侧卧位和头低足高位。头低足高位有利于患者在吸气时增加胸膜内压力,以减少进入静脉的气体量;左侧卧位使肺动脉位置低于右心房、右心室,以尽可能使空气局限于右心房的上侧壁,偏离右心室出口处,以迅速解除血流停滞。空气量较多者,还可取头、胸低位,通过穿刺针或导管进入右心房与上腔静脉交界下2 cm处将空气吸出。病情稳定后可考虑进行高压氧治疗以改善循环和脑功能,并促进血管内空气泡的排出。有报道静脉推注32%乙醇溶液20~40 mL可有效地减少或消除气栓。血液灌注对空气栓塞也有一定效果。

第五节 左心疾病相关性肺动脉高压

一、概述

左心疾病相关性肺动脉高压是指左心疾病患者经右心导管测得平均肺动脉压(mPAP)≥3.3 kPa(25 mmHg),肺小动脉楔压(PAWP)≤2.0 kPa(15 mmHg)。肺动脉高压(PAH)是左心疾病常见,且严重的并发症之一。

左心疾病在病情发展过程中,可引起肺静脉高压,从而继发肺动脉高压。肺静脉高压和PAH是左心疾病发展过程中的现象之一。继发性PAH的相关左心疾病主要有下列几种。①心力衰竭:包括收缩和(或)舒张功能障碍(扩张型心肌病、缺血性心肌病、冠心病、心肌炎、药物导致的心肌损伤、缩窄性心包炎、肥厚性心肌病、限制性心肌病等);②瓣膜病变:包括左心房室瓣膜狭窄和关闭不全、主动脉瓣狭窄和关闭不全;③左心房疾病:包括左心房黏液瘤、血栓等导致的左心房充盈压受限及三房心等。左心室疾病、左心房疾病及左侧心脏瓣膜病所致的心力衰竭是PAH最常见的原因。

二、流行病学

由于社会的老龄化,各种治疗手段的进步,冠心病、心肌梗死及高血压等疾病的死率明显下降,患者的存活时间延长,疾病逐渐发展成心力衰竭(HF)。HF通常是指左心衰竭,包括左心收缩功能衰竭和(或)舒张功能衰竭。慢性心力衰竭是各种左心疾病的终末阶段,其发病率为1.5%~2.0%,65岁以上人群发病率可达 6%～10%。高达 30%～50% 的心力衰竭患者为左心舒张功能不全所致。约 60% 的严重左心室收缩功能障碍患者，70% 的左心室舒张功能障碍患者，100% 瓣膜严重受损的病例会发生肺动脉高压。PAH 是多种左心疾病患者死亡的独立危险因素。PAH 的出现意味着左心衰竭向全心力衰竭的进展，提示患者预后不良。慢性心力衰竭相关性肺动脉高压患者死亡率为 40.3%。左心衰竭合并中度 PAH 患者 2.8 年的病死率达 57%，而无肺动脉高压的心力衰竭患者其病死率则为 17%。

左心房室瓣病变是另一继发肺动脉高压的常见原因。多数左心房室瓣狭窄患者肺动脉收缩压<6.7 kPa(50 mmHg)。慢性心力衰竭或瓣膜病的患者，其预后并不取决于左心功能，而决定于肺血管病变和右心功能不全的严重程度。严重主动脉狭窄伴肺动脉高压若不予积极干预将在 1.5 年内死亡。手术治疗可提高患者生存率，但严重主动脉狭窄伴肺动脉高压的围术期病死率可高达 40%，部分二尖瓣病变患者术后左心房压、肺血管阻力和肺动脉压逐渐下降，10～20 年后出现三尖瓣反流。由于肺血管重构加重，风湿性心脏病二尖瓣置换术后，23%～37% 发生严重的三尖瓣反流。心脏移植术是挽救终末期心力衰竭患者生命的唯一方法，由于长期左心衰竭导致肺血管阻力增加和血管重构，部分患者即使没有肺动脉高压，也有肺血管病变出现，使移植后的正常右心室难以适应肺血管高阻力病变，术后发生的急性右心功能不全是最难处理的并发症之一，其死亡率与肺动脉高压的严重程度相关。

三、发病机制

左心疾病相关性肺动脉高压的发病机制目前尚不清楚，可能与下列致病因素有关：左心室收缩功能不全；左心室舒张功能不全；先天性/获得性左心流入道/流出道梗阻；心脏瓣膜病等。其病理生理学改变较为复杂，目前认为是被动性和主动性两种机制共同作用所致。升高的左心压力逆向传导所致的被动性肺静脉压力升高对肺动脉高压的发生发展有着重要作用。左心疾病各种原因引起的肺静脉回流受阻，肺静脉压力升高，通过肺毛细血管床的逆向传递从而引起肺动脉压升高，这一过程伴有肺循环功能和结构的改变，导致反应性肺血管重构。左心疾病相关性肺动脉高压属于继发性肺血管疾病，累及肺静脉、肺动脉、毛细血管，甚至肺组织。主要病变为肌型肺动脉中层明显增厚，细胞间质水肿和胶原沉着，细动脉肌型化，内膜纤维化普遍而严重；肺静脉中层肥厚、内外弹力板形成，类似肺动脉结构，也常见内膜纤维化，约半数患者有肺间质纤维化。长期的肺静脉高压往往表现为肺淤血、肺血容量增加、肺血管重新分布、间质性或肺泡性肺水肿等。

(一)左心室收缩功能衰竭所致肺动脉高压

其病理生理改变始于毛细血管。在初期，跨肺动脉压正常，属血管反应性改变。血管扩张剂可即刻逆转。随着病情向不良方向进展，出现跨肺动脉压和肺血管阻力进行性升高，此时对药物治疗的反应性降低，甚至无反应。向无血管反应性发展是肺血管重构的结果。异常的弹力纤维、内膜纤维化和中膜肥厚，血管因此变得僵硬且对血管扩张剂反应性降低。肺高压的主要机制为：①慢性心力衰竭时肺血管内皮受损，一氧化氮（NO）合成障碍，而内皮素（ET）增加。②静脉血栓（VTE）。

(二)左心室舒张功能衰竭所致肺动脉高压

左心室舒张末压或左心房压升高而引起肺静脉压升高，出现肺淤血和呼吸困难症状。当心力衰竭（HF）发生时，左室舒张末期压力升高导致左心房压力升高，进而引起肺动脉压被动升高。长期肺静脉高压可引起充血性肺动脉重构。当收缩功能与舒张功能衰竭并存时，肺高压严重性的决定因素为舒张功能衰竭的严重程度，而非左心室射血分数或心排血量。慢性右心室压力负荷过重可促使左心室舒张功能障碍，其机制为：①左心室顺应性改变，慢性右心室压力负荷过重发生室间隔肥厚而使室间隔在收缩期和舒张期移动协调性欠佳；②左心室顺应性降低，在慢性右心室压力负荷过重时，存在室间隔向左移位而影响左心室容量，并改变左心室内在心肌特性而影响心肌顺应性的情况，患者存在左心舒张功能障碍，与其右心室膨胀程度成正相关。

(三)左心房室瓣膜疾病所致肺动脉高压

左心房室瓣狭窄初期出现肺动脉高压，主要通过反射性肺小动脉痉挛表现，为可逆性，且肺动脉压力可有波动。随着病情发展，可导致肺小动脉硬化，发展为阻塞性肺动脉高压。

四、临床表现

由于肺动脉高压的临床表现常被基础左心疾病掩盖，也并不是所有的患者均能出现肺动脉高压的体征（如肺动脉瓣第二心音亢进），一般要到晚期才有右心衰竭的体征，如水肿（包括外周水肿），因此肺动脉高压的诊断往往被延误。以下为常见的临床表现。

(一)气短、呼吸困难

气短、呼吸困难是早期最常见的临床表现,由于肺淤血,气体交换障碍,患者出现呼吸困难和阵发性夜间呼吸困难,甚至端坐呼吸。

(二)乏力

患者合并心力衰竭时,易出现劳累和疲乏感。HF合并PAH常被潜在心脏疾病所掩盖面难以早期识别。

(三)胸痛

活动时部分患者会出现胸痛。其持续时间、部位和疼痛性质多变,并无特异性表现。临床上许多PAH患者会出现类似心绞痛的症状,有的被误诊为冠心病;常在劳力或情绪变化时发生类似心绞痛发作。

(四)水肿

在疾病的中后期由于PVR升高,右心射血障碍导致右心功能不全甚至右心衰竭,患者会出现肝颈静脉回流征阳性,表现为肝大、胸腔积液、腹水、心包积液、下肢水肿等。出现消化系统和肺淤血等右心衰竭征象,提示病情进入终末期。

五、诊断

(一)体格检查

常见有发绀;颈静脉充盈;肺动脉瓣听诊区第二心音(P_2)亢进;三尖瓣收缩期杂音;右心室抬举及出现第三心音,甚至第四心音,奔马律;下肢水肿等。

(二)生物标志物

1.脑钠肽(BNP)

氨基末端脑钠肽前体(NT-proBNP)在左心功能不全时可以升高,与是否并存PAH无关,因此无益于识别左心疾病所致PAH。

2.肌钙蛋白

血浆心脏肌钙蛋白T和I升高已证明是心肌受损的特殊标记。肌钙蛋白T检测敏感性和特异性很高,其血浆中浓度与心肌受损程度成正相关。

3.骨保护素(osteoprotegerin,OPG)

OPG被认为在心血管疾病中起重要作用。OmLand等研究发现,OPG系统在心室功能不全和心力衰竭的早期就已被激活,血清OPG水平可作为冠心病患者发生肺动脉高压的早期心室指标变化预测因子。冠心病合并肺动脉高压组患者的血清 OPG 水平明显升高，且与其左心室指标变化相关，而左心室压力变化直接影响着左心房压进而导致肺动脉压升高。提示血清 OPG 水平可作为冠心病患者发生肺动脉高压的临床监测指标之一。

4.其他

内皮素-1(ET-1)、C-反应蛋白(CRP)、尿酸(UA)、异前列烷、高密度脂蛋白胆固醇(HDL-C)、胆红素等。

(三)心电图

心电图作为筛查 PAH 的手段，其敏感性(55%)和特异性(70%)均不是很高。

(四)胸部 X 线

胸片上叶肺血管扩张是肺静脉高压的征象。

(五)超声心动图(UCG)

UCG 可评价左右心室功能和瓣膜情况，频谱组织多普勒超声心动图所测得右心结构与功能变化与肺血管病变和血流动力学关系十分密切，根据右心情况可以推测与其后负荷明显相关的肺血管阻力与病变的严重程度。是目前临床上最常用的无创性诊断左心疾病相关性肺动脉高压的方法之一，但其对肺动脉压、左室压和左室舒张功能评估均欠准确。

(六)心脏磁共振(MRI)

MRI 是评估左、右心室大小和功能的无创手段之一。能准确测量右心室的结构、射血分数，不错的检查手段。

(七)6 分钟步行距离试验(6MWT)

如果左心疾病患者存在运动耐量降低，心肺运动试验(CPET)有助于识别早期或运动诱发的 PAH。对于不能完成 CPET 的患者，可用 6MWT 替代。

(八)右心导管

右心导管是诊断肺动脉高压的金标准。

(九)病情评估

HF 合并 PAH 的严重程度及预后应结合患者的运动耐量、无创检查指标及血流动力学参数等进行综合判断。

六、治疗

LHD 相关 PAH 的治疗首先应进行基础疾病的原发病治疗。以预防和治疗原发疾病为主,目前尚缺乏 HF 合并 PAH 的特异性治疗。

(一)对症治疗

各种心力衰竭的基本病因是心力衰竭发病的"源头",要从根本上防治心力衰竭就必须切断"源头",由此而引发的一系列病理反应链才有可能被终止,必须采取积极措施防治心力衰竭的病因。及时消除发热、感染等诱发 HF 的因素,还可起到减轻症状、控制病情的作用。

维生素 B_1 严重缺乏引起心力衰竭时,及时补充维生素 B_1,即可恢复正常的心肌代谢,控制心力衰竭。

(二)基础治疗

1.氧疗

氧疗对 HF 患者是有益的。氧疗能改善心力衰竭症状,减轻呼吸困难,改善生活质量,防止心力衰竭恶化。合理用氧,保证指末血氧饱和度在 95% 及以上。动脉血氧饱和度(SaO_2)＞90% 有助于保证组织氧供,减轻肺血管收缩、改善肺血管重构,从而改善患者症状。

(1)鼻导管吸氧:左心疾病相关性 PAH 患者进行常规氧疗,每天至少 6 小时;氧分压(PaO_2)低于 8.0 kPa(60 mmHg)的患者每天吸氧时间大于 15 小时;对 WHO 肺高压功能Ⅲ～Ⅳ级的患者乘飞机时必须吸氧。

(2)机械通气治疗:无创呼吸机可持续交替给予两种不同水平的气道正压气流,吸气末正压(IPAP)通气,增加肺内压,降低气道阻力,帮助肺泡复张;呼气末正压(EPAP)通气,能够阻止小气道和肺泡萎缩,增加气体交换面积,有效改善低氧血症,改善 HF 患者临床症状和心肺功能,尤其在急性左心衰竭时不仅见效快,且抢救成功率高。

2.抗心力衰竭治疗

强心药是一类加强心肌收缩力的药物,又称正性肌力药。临床上用于治疗心肌收缩力严重损害时引起的充血性心力衰竭。主要有强心苷类(洋地黄)和非苷类包括磷酸二酯酶抑制剂(米力农、氨力农),钙敏化剂,β 受体激动剂(多巴胺、多巴酚丁胺)。

(1)增强心肌收缩功能:洋地黄(地高辛)、多巴胺、多巴酚丁胺、米力农、氨力农等,以增强心肌的收缩力。

(2)改善心肌舒张功能:目前对于 Ca^{2+} 拮抗剂、肾上腺素 β 受体阻断药、硝酸酯类药物的使用尚存争议。

(3)减轻心脏后负荷:合理使用血管扩张剂,如动脉血管扩张剂(肼屈嗪)、血管紧张素转化酶抑制剂(ACEI)、Ca^{2+} 拮抗剂等,可降低周围血管阻力,减轻心脏后负荷。

(4)调整心脏前负荷:HF 时前负荷可出现过高或过低的情况,在血容量扩大、回心血量增多时,前负荷会增大,使用静脉血管扩张剂(硝酸甘油),可减少回心血量,减轻心脏前负荷。前负荷过低时,在严密监测中心静脉压或肺毛细血管楔压的情况下,适当补充血容量,有利于心排血量增加。

(5)利尿:水钠潴留是 HF 特别是慢性心力衰竭代偿过度或代偿失调的后果,使用利尿剂可排出多余的水、钠,降低血容量。

(6)新型强心药物(左西孟旦):是一种新型钙增敏剂,正性肌力作用。适用于传统治疗如利尿剂、血管转换酶抑制剂和洋地黄类疗效不佳时,且需要增加心肌收缩力的急性失代偿 HF 的短期治疗。该药通过与心肌细胞上的肌钙蛋白 C 结合,从而增加心肌收缩力,同时减少心肌氧耗和心律失常的发生,通过开放血管平滑肌的钾通道,减少钙内流,扩张冠状动脉和外周血管;也可用于急性失代偿心力衰竭、心脏手术围术期、右心功能不全患者。心脏代偿失调心力衰竭患者的短期治疗,能增强心肌收缩力并扩张血管,且不增加心肌耗氧量和心律失常的发生率,不影响心室舒张,与常规的治疗心力衰竭的药物比较,左西孟旦有增强心肌收缩力、抗缺血及扩张血管的作用。不良反应有头痛、低血压和室性心动过速、低钾血症、失眠、头晕、心动过速、室性期前收缩、心力衰竭、心肌缺血、期前收缩、恶心、便秘、腹泻、呕吐、血红蛋白减少;急性毒性反应有活动减退、呼吸急促、流涎、共济失调、后肢轻瘫、虚脱、心脏呼吸停止。

3.补充电解质

HF 患者食欲下降,进食量少,常存在贫血,重度贫血可引起高输出量心力衰竭,影响预后。需要适当补充钾、镁、铁等电解质。

4.抗凝治疗

预防左心疾病相关性 PAH 的血栓栓塞事件。不同左心疾病,所用药物也不同。由于缺乏确定性的临床试验,如何在 HF 患者中使用抗凝药物尚不明确。在曾有血栓事件或患有阵发或持续性心房颤动的 HF 患者中应用华法林抗凝证据是最充分的。患有可能增加血栓栓塞危险的基础疾病(如淀粉样变性病或左室心肌致密化不全)、家族性扩张型心肌病及一级亲属有血栓栓塞史的患者也考虑抗凝治疗。

(三)选择性扩张肺血管药物治疗

目前治疗 PAH 的新型靶向药物有以下三大类。

1.前列环素及结构类似物(贝前列素钠、伊洛前列素、依前列醇)

前列环素及结构类似物是强有力的血管扩张剂,通过刺激环磷酸腺苷(cAMP)的产生而诱导血管平滑肌舒张,并能够抑制平滑肌细胞增殖及血小板聚集。

(1)前列环素:HF 患者静脉输注前列环素的急性作用包括 PCWP 和 PVR 降低、心脏指数增加,但其所伴随体循环血管阻力的下降会导致肾上腺素、去甲肾上腺素、肾素和醛固酮的分泌增加。间断静脉输注前列腺素 E_1 可以降低进展期 HF 患者的 PAP,从而改善患者症状。

(2)依前列醇:是第一个在欧美上市的前列环素类药物,研究报道,在传统抗心力衰竭治疗的基础上,可以将患者 12 周的 6MWD 提高 30 米,但缺乏长期应用的证据。一项研究对伴有严重左心衰竭患者静脉给予依前列醇治疗,患者的心脏指数及 PCWP 得到改善,但发现其会造成患者死亡率增加,因此该试验被提前终止。

(3)伊洛前列素:对于接受二尖瓣置换术的 PAH 患者,吸入伊洛前列素可以有效预防体外循环终止时的急性右心衰竭,效果优于静脉用硝酸甘油。在国内,雾化吸入和(或)微量注射泵静脉推注伊洛前列素是 PAH 导致右心衰竭患者首选抢救药物,也是 WHO 肺高压功能Ⅲ～Ⅳ级患者的一线用药。

2.选择性内皮素(ET-1)受体拮抗剂(波生坦、西他生坦)

ET-1 是目前所知最强的内源性血管收缩因子之一。ET-1 含量与左心疾病的发病率和死亡率密切相关;同时还与 HF 症状和血流动力学改变的严重程度相关。HF 患者的 ET-1 显著增加,提示预后不良。静脉应用波生坦能引起 mPAP、PAP、右心房压、PCWP 和 PVR 的降低以及心脏指数的增加,并不加快心率。短期口服波生坦可引起相似但更强的血流动力学变化,它可以使 PVR 恢复正常,并明显改善呼吸困难症状。有研究证实西他生坦也有相似的作用,但该药同时导致体循环血管阻力明显降低,造成患者临床状况恶化。小规模研究表明 ET-1 受体拮抗剂波生坦可降低 mPAP、右心房压、肺毛细血管楔压和增加心排血量,但其用于慢性心力衰竭的大规模试验却导致心力衰竭症状明显加重和较多的不良事件,因此该试验也被提前终止。

3.5 型磷酸二酯酶抑制剂

西地那非是特异性 5 型磷酸二酯酶抑制剂,它可以增加 HF 患者体内 NO

浓度并促进 NO 介导的血管舒张。西地那非可以增强人类内皮功能并改善动脉僵硬度,还可以增强心肌收缩力、降低左心室后负荷、改善肺弥散功能以及静息和运动时的肺血流动力学。

虽然在左心疾病相关性 PAH 患者中已进行了一些靶向药物治疗研究,但大部分为阴性结果。由于尚无成功使用肺动脉高压靶向药物治疗的随机对照试验,故在此类患者中目前不常规推荐给予肺动脉高压靶向药物治疗。

4.吸入 NO

理论上增加 NO 是一理想的治疗策略。对左心功能正常的肺高压患者,吸入 NO 并不会增加左心室充盈压,但在中、重度 HF 时吸入 NO 除可降低肺血管阻力外,并不能降低肺动脉压,甚至增加肺毛细血管楔压,增加急性肺水肿的危险。其机制可能与肺静脉回流至左心室的血容量增加有关。故吸入 NO 治疗 HF 已不用或很少使用。仅用于心脏移植前的肺血管反应试验、进行冠状动脉旁路移植术或瓣膜置换术高危患者的围术期治疗,及心脏移植后或左心室辅助装置应用者预防或治疗右心衰竭。

(四)手术治疗

左室辅助装置、瓣膜置换和心脏移植等手术治疗后,PAP 伴随左心室充盈压的下降而下降,但不能完全逆转。心脏再同步化治疗可以提高心排血量、降低 PCWP,从而改善导致 HF 患者出现继发性 PAH 的血流动力学异常,使患者适宜行心脏移植术。对于终末期 HF 合并 PAH 的患者,则应进行心脏移植或心肺联合移植。肺移植和心肺联合移植术后 3 年和 5 年生存率分别为 55% 和 45%,目前更多实施双肺移植,对于艾森曼格综合征以及终末期心力衰竭患者,应考虑行心肺联合移植。

第四章

呼吸系统常见弥漫性肺部疾病

第一节 结 节 病

一、流行病学

结节病发生于世界各国,发病率因地域、人种及环境不同,差异较大,欧洲发病率最高,非洲及亚洲则较低,波动于 1/10 万～50/10 万。黑人多于白人,美国白人发病率 10.9/10 万,而美国的黑人发病率高达 35.5/10 万。寒冷地区发病率高,如日本的寒、温、亚热带地区发病率之比是4∶2∶1。近年来日本和我国的发患者数明显增多,自 1982 年中华结核和呼吸杂志编委会综合报道北京地区 129 例后,2001 年文献报道累计超过 3 000 例。结节病可发生于任何年龄,文献报道多见于青、中年,女性多于男性。在日本和斯堪的纳维亚的结节患者,50 岁以上的女性是发病的第二高峰。卫健委北京医院(以下简称北京医院)经病理确诊的胸内结节病 121 例中,男性 37 例、女性 84 例。按确诊时统计,15 岁及 17 岁各 1 例、21～35 岁 24 例、36～49 岁 48 例、50～59 岁 27 例、60～70 岁 16 例、71～75 岁 4 例。35 岁以下青年占21.5％、36～59 岁中年占 62％。

二、病因

结节病的病因迄今未明。目前认为遗传、感染、化学因素、环境及职业、自身免疫反应等均可能为本病的潜在病因,但缺乏确切证据说明它们与结节病发病有直接关系;其中遗传因素的客观证据较多;结节病的易感性及临床表现、自然病程、严重程度和预后,与人类白细胞组织相容性抗原(HLA)的不同等位基因具有相关性。如急性起病伴结节性红斑及关节炎者,*HLA-B8* 出现频率高,结节病性眼葡萄膜炎患者的 *HLA-B27*,检出率较其他葡萄膜炎高。英国报道 10％结节患者有家族遗传史,62 例患者中,含 5 对双胞胎(4 对为单卵孪生)。北京医院诊治过 6 例有血缘关系的结节患者(同胞兄妹及同胞姐妹各 2 例、母女 2 例)。该 6 例发病前 5 年内均分居两地,可排除环境职业因素。他们的 HLA 检测结果:仅姐妹俩人均被检出 HLA-A11,余 4 例的 HLA 型分散无规律。结节病发病的种族差异和家族聚集现象均提示结节病的遗传倾向。但国内外有关报道差异较大,缺乏显著一致性,可能与 HLA 表型不同、易感基因呈多态性分布有关。总之,遗传因素在结节病发病中的作用,仍存在争议。

三、病理组织学改变

结节病的基本病理改变是由类上皮细胞、巨噬细胞、散在的多核巨细胞(郎汉斯细胞及异物巨细胞)和淋巴细胞组成的境界清楚,无干酪样坏死的肉芽肿。有时巨细胞内可见两种包涵体(星形体和舒曼体)。早期病变,结节形态结构单一、大小一致且分布均匀。晚期病变可见结节互相融合,并见纤维化及玻璃样变性。病理诊断采用除外性诊断方法,需排除一切与结节病相似的肉芽肿性疾病,如结核、非典型分枝杆菌病、真菌感染、布氏杆菌病及铍病等疾病。结合临床特点,方能做出结节病诊断。病理标本应常规进行抗酸染色及免疫组化检查。

四、免疫学改变与发病机制

因结节病病因未明,很难用精辟简练的文字,阐明该病的发病机制。多数学者认为,当未知抗原进入人体后,被肺泡巨噬细胞(AM)吞噬,由抗原递呈细胞的溶酶体在细胞膜递呈抗原并持续存在,使细胞内代谢增强,产生一系列活性介质,如白介素(IL)-12、IL-1、IL-2、干扰素-r(IFN-r)、氧自由基及花生四烯酸代谢产物等,参与细胞的激活和趋化。活化的 T 淋巴细胞(TLC)释放细胞因子如单核细胞趋化因子(MCF)和单核细胞移动抑制因子(MIF)等,使周围血液中的 T 抑制细胞(Ts)相对占优势,而 T 辅助细胞(Th)相对减少。在 BALF 中 Th 增多,Ts 细胞相对减少,这代表病变部位的 Th 细胞增多而 Ts 细胞减少。TLC、AM 和单核细胞等炎症细胞在肺内的聚集浸润,形成了结节病早期的肺泡炎阶段。T 细胞和巨噬细胞、肥大细胞和自然杀伤细胞等通过释放细胞因子、化学趋化、黏附分子和生长因子形成复杂的炎症反应。募集在炎症部位的单核细胞,分泌多种细胞因子,如 IL-1、IL-2、TNF-a 及 IFN-r 等参与激活、趋化自身和 TLC 并转化为类上皮细胞、多核巨细胞和郎汉斯巨细胞,构成无干酪坏死性肉芽肿。由上皮细胞、多核巨细胞和巨噬细胞产生的 ACE 抑制巨噬细胞移行,亦促使肉芽肿形成。结节病患者的 AM 释放 IFN-r 和 IL-1,产生纤维连接蛋白及分泌成纤维细胞生长因子。IFN-r 和 IL-1 及成纤维细胞生长因子促使成纤维细胞在肺部聚集和增生;纤维连接蛋白吸收大量成纤维细胞并和细胞外基层黏附。与此同时,周围的炎症细胞和免疫效应细胞进一步减少以致消失;胶原蛋白和基质蛋白产生。最终成纤维细胞慢性收缩,破坏了肺的正常结构使肺泡变形。这种肺实质细胞的修复反应,导致纤维化及瘢痕组织形成。

五、临床表现

结节病的全身症状无特异性,15%～60%的患者无症状,常在胸部 X 线检查时偶被发现双侧肺门淋巴结肿大而就医。自觉症状和体征取决于病变累及的脏器和部位,表现多种多样。北欧的斯堪的纳维亚、瑞典、爱尔兰及波多黎各的女性常以急性发病,病程在 2 年以内者称亚急性,半数以上患者属此型。病程 2 年以上者称慢性型,此型常伴不同程度的肺纤维化。我国的结节病以慢性及隐匿性起病为多,症状轻微者多见,急性起病者少见。

(一)结节病对各脏器的受侵率

结节病是多系统肉芽肿性疾病,人体的任何器官、任何部位均可受累。由于受地区、人种不同、疾病自然发展过程的个体差异以及研究者搜集病例的专业、时间、调查方式和研究深度不同等因素的影响,文献对各器官受侵率的报道差异较大。如欧洲一组眼科医师报道眼结节病占结节病患者的 9%;另一组眼科医师将某医院各科住院患者进行眼科检查并结膜活检,确诊眼受侵率高达54.1%。综合1994－1999年WASOG 汇总的文献报道,受侵率最高的是肺门及纵隔淋巴结,依次是肺、眼、皮肤、肝、脾、表浅淋巴结、唾液腺、肾、神经系统、心脏、骨关节及骨骼肌、消化道、内分泌器官及生殖器。

(二)胸内结节病

1.症状

(1)全身症状 Tanoue LT 等报道,患者就诊时主诉疲劳、体重减轻各占20%～30%、低热15%～22%、盗汗 15%、眼症状 10%～20%、皮肤病变 10%～28%、关节症状 5%～17%、神经系统症状 2%～5%及心脏症状1%～5%。北京医院曾见 2 例 II 期肺结节病,主诉高热(39.2～39.4 ℃)住院。

(2)呼吸道症状:20%～40%患者有刺激性咳嗽或少量白痰、少数患者轻度胸痛、喘息及活动后呼吸困难。胸部影像改变显著而无症状或症状轻微者门诊屡见不鲜。国外一组报道 433 例肺结节病患者中,25 例咯血,占 6%;其中 19 例轻度咯血、4 例中度咯血、2 例大量咯血。咯血患者常合并曲霉菌感染、支气管扩张或肺囊肿。不足 5％患者单侧或双侧胸腔积液,包括胸膜增厚在内的胸膜受累占 3％～20％。国内报道 14 例胸腔积液均为渗出液。

(3)典型的 Löfgren 综合征:双侧对称性肺门淋巴结肿大,呈马铃薯状,常伴皮肤结节性红斑、发热及关节肿痛。可伴眼葡萄膜炎或虹膜炎,常为急性发病。此类患者 60％～80％在 2 年内自愈,预后良好。见图 4-1。

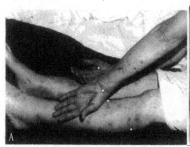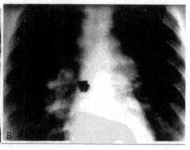

图 4-1 Löfgren 综合征

女性,30 岁。A.双上下肢结节性红斑;B.胸部正位片示双侧较对称的肺门淋巴结肿大。

箭头所指显示肿大淋巴结与肺门之间有清晰的空隙。该患者结膜活检确诊结节病

(4)肺外脏器受累表现:常见者为眼部症状、皮肤结节性红斑、皮下结节、表浅淋巴结肿大、肝脾大等,肿大的纵隔淋巴结压迫食管时可出现吞咽困难。肺外结节病的临床表现与受累器官的关系详见表 4-1。

表 4-1 结节病临床表现与受累器官的关系

受累器官	临床表现
上呼吸道	呼吸困难、鼻黏膜充血及息肉致鼻塞不通气、喉肉芽肿、炎症致声音嘶哑
皮肤	丘疹、斑疹、皮下缩节、狼疮样皮损
眼	畏光、视物模糊、眼痛、低视力、泪腺肿大(考虑做裂隙灯显微镜检查)
关节及骨骼肌	结节病风湿病表现:多关节炎、单关节炎、肌病
神经系统	颅神经麻痹、常见面瘫、感觉异常、癫痫、脑病、颅内占位病灶(考虑做 MRI)
心脏	晕厥、呼吸困难、传导阻滞、心力衰竭、心律不齐、心肌梗死、猝死(考虑做 EKG 及 UCG)
消化系统	吞咽困难、腹痛、黄疸、肝脾大及肝功能异常血液系统淋巴结肿大、脾功能亢进(血小板减少、白细胞减少、贫血)
肾脏	肾功能异常、肾衰竭、肾结石
内分泌代谢	尿崩症、高钙斑症、高尿钙症、附睾炎

2.体征

(1)胸部阳性体征:多数患者无阳性发现。两肺弥散性纤维化时可听到爆裂

音,约占 20%。胸内淋巴结显著肿大时可出现压迫肺血管的征象,如肺动脉及肺静脉高压、左无名静脉受压时可到左侧胸腔积液。如心脏受累,可出现心动过速、心律不齐、传导阻滞、心包积液、心力衰竭等。

(2)胸外阳性体征:约 1/4 患者体重减轻、结节性红斑占 16.3%。有些表现皮肤丘疹、冻疮样皮损及皮下结节。表浅淋巴结肿大均为孤立不融合、活动无压痛。杵状指(趾)罕见。约 1/4 患者肝脾大。

3.肺功能检查

肺功能检查在辅助结节病的诊断、病程的动态观察、使用皮质激素的适应证、疗效判断、剂量调整及预后评估等诸方面均有重要价值,是诊治结节病不可缺少的检查。早期患者因支气管、细支气管和血管周围肉芽肿对气道和肺泡的影响,可出现阻塞性通气障碍或小气道功能障碍。严重的肺泡炎可出现弥散量(DLco)下降。肺纤维化常出现以限制为主的混合性通气功能障碍。特征性改变是肺活量(VC)、肺总量(TLC)和 DLco 下降。低氧血症和肺泡-动脉氧压差增加仅见于严重的肺纤维化。

肺功能异常与 X 线影像的范围与严重程度常呈一定相关性,但并非完全一致,可结合临床相互弥补。若多次 DLco 下降且呈进行性恶化的肺外结节病,虽 X 线影像无异常,仍应警惕早期肺泡炎的可能性。

4.旧结核菌素(OT,1∶2 000)及结核杆菌纯化蛋白(PPD,5 U)皮内试验结节病活动期常为阴性或弱阳性。

5.BALF 细胞成分的改变

结节病患者的 BALF 中淋巴细胞显著增多(正常人小于 10%)、巨噬细胞增多(正常人 90%)、T 淋巴细胞增多(正常人占淋巴细胞的 47%)可高达 80%。CD4/CD8 比值增加(正常人与周围血常规相同,为0.7~2.1)。

6.实验室检查

(1)血液学改变:周围血中淋巴细胞显著下降是活动期结节病的特征之一。约 50%患者血常规正常、CD8 增高、CD4/CD8 下降。Sweden 报道 181 例结节病患者血常规结果:淋巴细胞减少占 60%、白细胞总数下降占 40%、血红素降低占 30%,单核细胞增多占 10%、血小板减少占 10%,骨髓活检上皮细胞肉芽肿占 0.3%~2.2%。

(2)血管紧张素Ⅰ转化酶(SACE)活性测定:活动期结节病患者的 SACE 活性增高,其特异性90.5%,敏感性57%~75%,因其他疾病(如粟粒结核、铍肺、淋巴瘤、戈谢病及甲状腺亢进等)也可表现 SACE 增高,故不能单凭 SACE 增高作为诊断结节病的指标。非活动期结节病患者的 SACE 可在正常范围,故 SACE 不高,不能作为排除结节病的指标。北京医院曾测定 4 例结节病胸腔积液的 ACE 活性,2/4 例 SACE 和胸腔积液 ACE 均升高,而胸腔积液 ACE 明显高于同一日测定的 SACE。

(3)血钙和尿钙测定:钙代谢紊乱是肾结节病常见特征之一。主要表现高钙血症、高尿钙症、泌尿系统结石和高钙性肾病。文献报道结节病并高钙血症占 10%~20%。因血钙增高,致肾小球滤液中钙浓度增加、甲状旁腺因高血钙的抑制使分泌减少,致肾小管对钙重吸收减少,尿钙排泄增加,故高尿钙症发生率为高钙血症的 3 倍。国内报道结节病并高钙血症占 2%~10%。北京医院对结节病患者 98 例,1 个月内测血钙 2 次,血钙增高者仅占 4%。

(4)其他实验室检查:①血沉增快占 30%~40%,可能与贫血或血清球蛋白增高有关;②高 γ-球蛋白血症占 25%;③急性期 IgM 和 IgA 升高;④慢性期 IgG 升高。少数患者血清溶菌酶、β_2-微球蛋白及 C-反应蛋白增高、类风湿因子阳性。血浆总胆固醇及高密度脂蛋白降低,这类改变在诊断中无确定性意义。肝损害可出现肝功能异常、骨破坏者可出现碱性磷酸酶增高。

六、影像学改变及分期

(一)胸部 X 线

胸部 X 线异常,常是结节病的首要发现和就诊主要原因,主要表现如下。

1.肺门及纵隔淋巴结肿大

两侧肺门淋巴结对称性肿大是该病主要特征。典型者呈马铃薯状,边缘清楚、密度均匀,占 75%~90%。单侧肺门淋巴结肿大仅占 1%~3%,常以此与结核和淋巴瘤鉴别。在 Kirks 报道的 150 例结节病患者中,两侧肺门淋巴结肿大(BHL)、BHL 伴一侧气管旁淋巴结肿大及 BHL 伴两侧气管旁淋巴结肿大各占 30%。后纵隔淋巴结肿大占 2%~20%。仅有气管旁或主动脉窗淋巴结肿大无BHL 者少见。

2.肺内病变

(1)网结节型:多数结节伴有网影,称网结节影,占 75%~90%;结节 1~5 mm;不足 2 mm 结节聚合一起常呈磨玻璃影。结节大多两侧对称,可分布在各肺野,以上中野居多。结节沿支气管血管束分布,为该病的特征之一。

(2)肺泡型(又称腺泡型):典型者两侧多发性,边缘模糊不规则致密影 1~10 cm 大,以肺中野及周边部多见;2/3 患者以网结节及肺泡型共存,此型占

10%～20%。

（3）大结节型：0.5～5 cm 大，有融合倾向（图 4-2），结节内可见支气管空气征，占2%～4%；结节可伴纵隔淋巴结肿大，少数结节可形成空洞。

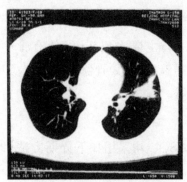

图 4-2　大结节型肺结节病

女性，60 岁，健康查体胸片左肺团块影，胸部 CT 左肺上叶舌段
大结节 3.5 cm×2.1 cm，与一小结节融合，周围有毛刺，肺门及
纵隔各区无肿大淋巴结，疑诊肺癌，开胸活检，病理诊断结节病

（4）肺部浸润阴影呈小片状或融合成大片实变影占 25%～60%，由于肉芽肿聚集，亦可致叶间裂胸膜增厚。

（5）两肺间质纤维化：结节病晚期两肺纤维化、肺大疱、蜂窝肺、囊性支气管扩张并可伴一般细菌或真菌感染，最终导致肺源性心脏病。

3.气道病变

结节病可侵犯气管、支气管和细支气管。肉芽肿阻塞支气管致阻塞性肺炎及肺不张、以中叶不张多见。大气道狭窄占 5%。纤维支气管镜发现气道内肉芽肿约占 60%。

4.胸膜病变

国外一组 3 146 例结节病资料中，胸腔积液发生率 2.4%，约 1/3 为双侧；多数是少量胸腔积液，右侧（49%）多于左侧（28%），多数在 6 个月内吸收。20%残留胸膜肥大。自发气胸常因肺纤维化、肺大疱破裂所致，占 2%～3%。

5.结节病性心脏病

致心影增大者小于 5%。

（二）胸部 CT 和胸部 HRCT

CT 平扫，以淋巴结短径大于 1 cm 为淋巴结肿大的标准。CT 可提高纵隔内淋巴结肿大的检出率，如主动脉旁（6 区）、隆突下（7 区）和食管旁（8 区）的肿大淋巴结在胸片未能检出者,CT 可以检出。CT 和胸片对肿大淋巴结的检出率各为 78.1% 和 65.6%。胸部 HRCT 对肺磨玻璃影、微结节,特别是间质病变的检出率比胸片明显提高。对疾病动态观察、疗效估价有重要意义。

(三)胸外影像学阳性改变

累及骨骼占 1%～13%,主要表现为:①伴有骨小梁吸收的弥散性骨髓浸润,形成圆形或卵圆形骨质疏松区;②骨骼孔状病变;③骨皮质隧道状病变,形成囊肿状或骨折,多累及肋骨。

(四)结节病分期

目前,ATS/ERS/WASOG 均采用如下分期方法,即以胸部 X 线为依据,将结节病分为五期。

(1)0 期:胸部 X 线正常。

(2)Ⅰ期:双侧肺门、纵隔或气管旁淋巴结肿大,肺野无异常,见图 4-3。

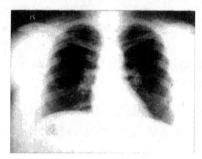

图 4-3　Ⅰ期肺结节病

女性,36 岁。双侧肺门淋巴结对称性肿大。不伴肺内病变。

右侧颈前斜角肌脂肪垫淋巴结活检确诊结节病

(3)Ⅱ期:双侧肺门、纵隔或气管旁淋巴结肿大伴肺内病变,见图 4-4。

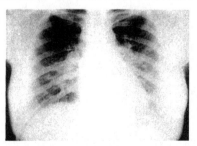

图 4-4　Ⅱ期肺结节病

女性,41 岁。双侧肺门淋巴结对称性肿大。两肺较密集的微

结节,中下野多见。经纤支镜支气管内膜活检确诊结节病

(4)Ⅲ期:仅有肺内病变,不伴胸内淋巴结肿大,见图 4-5。

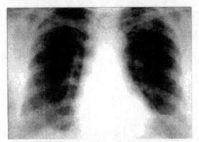

图 4-5 Ⅲ期肺结节病

女性,38 岁。两肺大小不等结节影,不伴肺门纵隔淋巴结肿
大。颈部淋巴结及皮下结节活检病理诊断结节病

(5)Ⅳ期:双肺纤维化,见图 4-6。

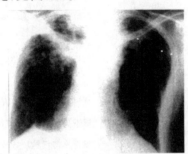

图 4-6 Ⅳ期肺结节病

女性,54 岁。患结节病 14 年,两肺容积减小,双肺纤维化。以限制为主
的通气功能障碍,TLC 占预计值 61%,DLco 64%。Kveim 皮试阳性

我国 1993 年曾制订结节病分期为 0 期、Ⅰ 期、Ⅱ A 期、Ⅱ B 期和Ⅲ期,其中
Ⅱ A 期相当于上述Ⅱ期、Ⅱ B 期相当于上述Ⅲ期、Ⅲ期相当于上述Ⅳ期。

(五)放射性核素^{67}Ga 显像

结节病患者肺门"入"影像征占 72%、腮腺和泪腺对^{67}Ga 对称性摄取增高
时,其影像酷似"熊猫"头形,称"熊猫"征,占 79%。其特异性及敏感性均较低,
不能依靠^{67}Ga 显像作为诊断结节病的主要手段。典型"入"征或"熊猫"征,可认
为结节病活动表现。肉芽肿性血管炎引起的血管局部闭锁或破坏,可在核素扫
描时表现为灌注缺损,但在胸部 X 线常无阳性表现。

七、诊断与鉴别诊断

(一)诊断

当临床及 X 线征象符合结节病,OT 1∶2 000 或 PPD 5 U 皮试阴性或弱阳性、

121

SACE 活性增高或 BALF 中 CD 4/CD8 不低于 3.5 时,结节病的可能性很大,应积极争取活组织检查;如组织学证实为非干酪坏死性肉芽肿病变或 Kveim 皮试阳性,可排除其他肉芽肿性疾病,结节病诊断可以确立。遇到不典型病例时,强调临床、X 线影像结合病理组织学综合判断;必要时需进行两个以上部位的组织活检确定。

1.活体组织学检查

该检查是确诊结节病的必要手段。选择适宜的活检部位是获得阳性结果的关键。常采用的部位及其阳性率和注意事项参考表 4-2。

表 4-2 选择性活检部位及其阳性率

活检部位	阳性率(%)	注意事项
皮肤黏膜	30～90	高出皮表,不规则斑丘疹或皮下、黏膜结节阳性率高。结节性红斑常为脂膜炎改变,不宜选择
表浅淋巴结	65～81	
颈前斜角肌脂肪垫淋巴结	40～86	如标本仅有脂肪垫,不含淋巴结,则无意义
眼睑、结膜、泪腺	21～75	
唾液腺	40～58	"熊猫"征者阳性率高
经纤支镜膜活检(FOB)	19～68	镜下见黏膜充血,有结节处阳性率高
经纤支镜肺活检(TBLB)	40～97	阳性率与活检块数成正比
胸腔镜	90 以上	切口小,并发症小于开胸活检
电视辅助下纵隔镜肺或淋巴结	90 以上	
CT 引导下经皮肺活检		
开胸肺或淋巴结活检	95 以上	
经皮肝穿刺	54～70	
经皮肾穿刺	15～40	

2.Kveim-Siltzbach 皮肤试验

以往,对于找不到可供活检病损部位的疑似结节病患者,该试验提供了确诊结节病的重要措施。当前诊断手段有较大进展,如 FOB 和 TBLB 方便易行,并可将 BAL、FOB 及 TBLB 一次完成。鉴于很难获得制作 Kveim 抗原的标本、且皮试需 4～6 周时间方能完成,目前,很少采用 Kveim 皮试方法。

(二)结节病活动性的判断指标

(1)症状加重,如发热、新近出现的肺外受累表现,如眼葡萄膜炎、结节性红斑、关节痛、肝脾大、心脏及神经系统受累表现等。

（2）SACE 增高或伴血沉及免疫球蛋白增高。

（3）BALF 中淋巴细胞 20％以上或 CD4/CD8 不低于 3.5。

（4）胸部影像病变增加或^{67}Ga 显示"入"征或"熊猫"征。

（5）高血/尿钙症。

（6）肺功能 TLC 及 DLco 进行性下降。

（三）鉴别诊断

结节病需与多种疾病鉴别，Ⅰ期需与淋巴结核、淋巴瘤、中心型肺癌和肺门淋巴结转移癌鉴别。Ⅱ期应与肺结核、肺真菌感染及肺尘埃沉着病鉴别。Ⅲ期需与过敏性肺炎、感染性间质肺炎及嗜酸细胞肺浸润等鉴别。Ⅳ期需与其他原因致肺纤维化鉴别。

1.肺门淋巴结核及肺结核

肺门淋巴结核常为单侧或不对称性两侧肺门淋巴结肿大（见图 4-7）。原发型肺结核儿童及青少年多见。67％的成年肺结核在胸片上可见陈旧结核灶。Ⅱ期结节病如两肺密集小结节影，需与粟粒结核鉴别，见图 4-8。活动性肺结核伴发热盗汗等中毒症状、血沉快、OT 或 PPD 皮试阳性。病理组织学可见新旧不一、形态多样的干酪样坏死性肉芽肿、抗酸染色可找到抗酸杆菌。胸部增强 CT 时，肿大淋巴结出现环形强化（CT 值 101～157 HU）、中心密度降低（CT 值 40～50 HU）时，提示淋巴结坏死液化，支持结核。反之，淋巴结均匀强化，则支持结节病诊断。由于增生性结核与结节病的病理组织学极为相似，同一张病理切片在某医院病理诊断"结核"，而另一医院的病理诊断是结节病，此情况并非罕见。遇此现象时需临床、放射与病理多科室讨论，综合判断。

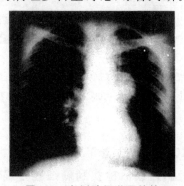

图 4-7 左侧肺门淋巴结核

男性，16 岁。低热 37.6 ℃，胸片左侧肺门淋巴结肿大。血沉 78 mm/h，OT 试验
1∶2 000 强阳性。颈部淋巴结活检病理诊断结核，抗酸染色找到抗酸杆菌

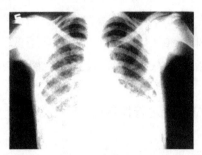

图 4-8　两侧肺门淋巴结不对称肿大,伴两肺粟粒结节

女性,26 岁。因刺激性干咳两周,拍胸片诊断粟粒性肺结核,OT 试验 1:2 000 阳性,直至 1:100
阴性,血沉 21 mm/1 h,SACE 68 U,纤维支气管镜下支气管黏膜充血,有结节,活检诊断结节病

据文献报道,结节病合并结核占 2%～5%,日本 1983 年全国普查中发现,
Ⅰ～Ⅲ期结节病并陈旧结核占 2%,Ⅳ期合并浸润型肺结核占 2.4%。中国为结
核病发病率较高的国家,应给予足够的重视。

2.淋巴瘤

常为两侧不对称性肺门淋巴结肿大呈波浪状,反复高热、全身淋巴结肿大及
肝脾大。病程进展快、预后差。骨髓活检可见 Read-stenberg 细胞,淋巴结活检
可确诊,见图 4-9。

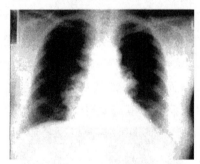

图 4-9　Hodgkin's 淋巴瘤

男性,52 岁。不规则高热 20 天,双侧肺门淋巴结肿大,右侧肺内有浸润,骨
髓活检找到 Reed-stenberg 细胞。SACE 正常。淋巴结活检确诊淋巴瘤

3.肺癌

中心型肺癌常见于 40 岁以上中老年,单侧肺门影肿大呈肿块状。同侧肺野
可见原发病灶,痰、纤支镜刷片或活检找到癌细胞可确诊,见图 4-10。肺泡型结
节病的影像学酷似肺泡癌,需依靠活检病理确诊,见图 4-11。肺外癌瘤经淋巴管
转移至肺门或纵隔的转移性肺癌,常为单侧或不对称性双侧肺门影增大伴有肺
外肿瘤的相应表现,病情发展快,应寻找可疑病灶,争取活检病理确诊。

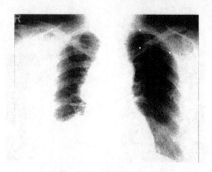

图 4-10　小细胞肺癌

男性,54 岁。因咯血、胸痛 1 周,拍胸部 X 线显示右侧肺门肿大。同侧有胸腔积液,心缘旁可见一肿块影,部分被胸腔积液掩盖,痰及胸腔积液中均找到癌细胞

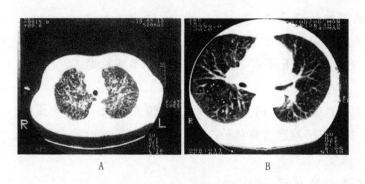

图 4-11　肺泡型结节病

A.女性,51 岁。因活动后呼吸困难,拍胸部 X 线显示两肺浸润影及小结节影,胸部 CT 见片状浸润影与结节互相融合,某肿瘤医院诊断肺泡癌,肺活检确诊结节病。B.同一病例口服泼尼松 40 mg/d×
2 个月,病变吸收,逐渐递减剂量。治疗后 7 个月复查 CT 两肺病灶明显吸收。右肺门淋巴结略肿大

4.肺真菌感染

以组织胞浆菌病常见,胸部 X 线与 Ⅱ 期结节病相似,有鸟禽、畜类排泄物接触史,SACE 不增高、组织胞浆菌抗原阳性或痰培养、组织活检找到真菌可确诊。

5.肺尘埃沉着病

胸部 X 线显示两肺小结节伴不对称肺门淋巴结肿大,与 Ⅱ 期结节病相似。前者有长期粉尘接触史、长期咳嗽咳痰、渐进性呼吸困难,后期肺门淋巴结呈蛋壳样钙化,见图 4-12。

6.铍肺

胸部 X 线显示两肺境界不清的结节影伴不对称性肺门淋巴结肿大、病理改变与结节病相似,但从铍接触职业史、铍皮肤贴布试验阳性可与结节病鉴别。

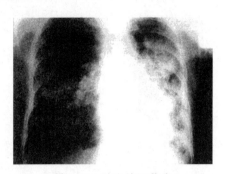

图 4-12　肺尘埃沉着病

男性,58 岁。接触粉尘 32 年。两肺小结节,两侧肺门不对
称性淋巴结肿大。右侧肺门淋巴结呈典型的蛋壳样钙化

7.肺组织细胞增多症

胸部 X 线改变与Ⅳ期结节病相似,呈蜂窝状及弥散性结节,如以囊状改变为主,则更像前者。SACE 不高,组织活检可与结节病鉴别。

8.Wegener 肉芽肿

该病非两侧对称性肺门淋巴结肿大、病情发展快、死亡率高,为多系统化脓性病变,抗中性粒细胞胞质抗体(ANCA)阳性,组织学改变为坏死性肉芽肿与多发性血管炎改变。

9.淋巴瘤样肉芽肿

该病可侵犯肺、皮肤、中枢神经系统和肾,无肺门淋巴结肿大,病理特征为血管壁淋巴网织细胞和嗜酸细胞浸润,不是结节性肉芽肿。

10.变应性血管炎性肉芽肿

主要为肺浸润,偶有非对称性肺门淋巴结肿大。临床特征为哮喘、过敏体质、周围血液及病变部位嗜酸细胞显著增多,组织学改变为肉芽肿性血管炎及广泛凝固性坏死。

11.支气管中心性肉芽肿

该病的胸部 X 线仅有肺内浸润及结节,无肺门淋巴结肿大。临床表现为发热、哮喘及较重的咳嗽咳痰、周围血液及病变部位嗜酸细胞增多,组织学改变除肉芽肿结节外,有广泛凝固性坏死。

12.特发性肺间质纤维化

该病无肺门淋巴结肿大病史,突出表现为进行性呼吸困难及低氧血症。杵状指(趾)阳性、两肺可闻及爆裂音、SACE 不增高,应用排除诊断法,排除已知原因引起的肺纤维化,肺组织活检可确诊。

13.结缔组织病致肺部纤维化

从临床病史及免疫学检查,如抗免疫球蛋白抗体滴度升高、类风湿因子阳性、抗 DNA 抗体阳性、抗双链 DNA 和抗 Sm 核抗原抗体增高或找到 LE 细胞等有助于鉴别诊断。

14.莱姆病

该病和结节病均可出现结节性红斑、表浅淋巴结肿大、眼葡萄膜炎、多关节炎、脑及周围神经病变、束支传导阻滞及心包炎,且结节病患者血清抗布氏疏螺旋体抗体可呈阳性,需要鉴别。莱姆病无肺门淋巴结肿大及肺浸润,SACE 不高,根据流行病学及病原学不难鉴别。

八、治疗

结节病的病因未明,缺乏根治性特效治疗方法。自 1952 年应用皮质激素治疗结节病已 50 余年;多数学者认为,皮质激素仍是治疗结节病的首选药物,用药后可在短期内减轻症状、改善肺功能及 X 线影像病变;但迄今无确凿证据,证明皮质激素一定能够改变结节病的自然病程并预防肺纤维化及提高患者生存时间。相反,英国胸科协会(BTS)报道,皮质激素治疗无症状的肺结节病患者 185 例10 年追随结果:胸片持续异常者多于非皮质激素治疗组、停药后复发率高于非皮质激素治疗组。鉴于皮质激素的不良反应明显,故对结节病治疗适应证一直存在争议。近年来 BTS 及美国的多篇文献显示,对无症状的肺结节病(包括Ⅱ期及Ⅲ期),暂不给予皮质激素治疗而严密观察,其中不少患者,病情可能自愈,避免了皮质激素的不良反应。

(一)皮质激素

1.适应证

适用于胸内结节病。

(1)Ⅰ期(包括 Löfgren 综合征):无须皮质激素治疗,可给予非甾体抗炎药及对症治疗。需观察症状、胸部 X 线、肺功能、SACE 及血/尿钙测定等。1～3 个月随访 1 次,至少观察 6 个月。

(2)无症状的Ⅱ期及Ⅲ期:暂不给予治疗,先观察 2～4 周,如病情稳定,继续观察。如出现症状并持续或胸部 X 线征象加重或肺功能 VC 及 DLco 下降超过 15%,应开始皮质激素治疗。

(3)Ⅳ期伴活动性证据者,可试用皮质激素。

(4)肺结节病伴肺外脏器损害,属多脏器结节病,应给予皮质激素治疗。

2.皮质激素的剂量、用法及疗程

一般首选短效泼尼松。Gianfranco Rizzato 报道 702 例肺结节病泼尼松治疗并跟踪 16 年结果显示:开始剂量 40 mg/d 足够,显著疗效出现在第 2～3 个月,如治疗 3 个月无效,提示该患者对皮质激素无反应,即使加大剂量或延长治疗时间亦无作用。当出现显著疗效后,应该逐渐递减剂量。递减至 10 mg/d 时,维持 6 个月以上者,复发率明显降低。减药剂量过快、疗程不足 1 年者,复发率 36.6%。一般主张开始剂量 20～40 mg/d[或 0.5 mg/(kg·d)]持续 1 个月后评估疗效,如效果不明显,原剂量继续 2～3 个月。如疗效显著,逐渐递减剂量,开始每 2 周减 5 mg/d,减至 15 mg/d 时,持续 2～3 个月后每 2 周减 2.5 mg/d,直至 10 mg/d 时,维持 3～6 个月;亦可采用隔天 1 次日平均剂量。为避免复发,建议总疗程 18 个月,不少于 1 年。停药后或减少剂量后复发病例,应加大剂量至少是开始时的每天剂量。待病情明显好转后再递减剂量,递减速度应更缓慢。严重的心或脑结节病,开始剂量宜增至 60～80 mg/d。

3.皮质激素吸入治疗

丹麦学者 Nils Milman 选择 Ⅰ～Ⅲ 期患者,没安慰剂双盲随机对照,治疗组吸入布地奈德 1.2～2.0 mg/d 连续 6～12 个月后评估疗效:结果两组的症状、胸片、肺功能及生化指标均无显著性差异。但治疗组的肺容量明显增加。另一组的 Ⅱ～Ⅲ 期患者分成两组。试验组口服泼尼松 10 mg/d 加吸入布地奈德 1.2～2.0 mg/d 持续 6 个月;对照组单服泼尼松 10 mg/d。结果两组无显著性差异。ERS/ARS/BTS 均认为吸入皮质激素不能作为结节病的常规治疗。可考虑在泼尼松维持最小剂量时,改用吸入治疗。也可考虑用于有呼吸道症状而不宜口服皮质激素治疗者。

4.皮质激素的不良反应

常见的是医源性肾上腺皮质功能亢进现象,如血压增高、水钠潴留、肥胖、低钾、血糖增高及骨质疏松等,应在治疗前开始监测体重、血压、电解质、血糖及骨密度等,直至治疗结束并做相应处理。

(二)其他免疫抑制药

甲氨蝶呤、羟氯喹、硫唑嘌呤、苯丁酸氮芥、环磷酰胺、环孢素 A 及沙利度胺等均可用于结节病,但不作为首选药。国外文献报道,当皮质激素治疗有效,但因某种原因不能继续治疗时,可选用以上药物和小剂量皮质激素联合治疗,或皮质激素无效时试用该类药物。适应证及剂量参考表 4-3。

对确诊 5 年内的结节病,治疗方案见图 4-13。

对慢性结节病的治疗策略见图 4-14。

表 4-3　非皮质激素类治疗结节病药物的适应证、剂量及毒副反应

药物名称	适应证	剂量	常见毒副反应	监测内容
羟氯喹	急慢性	200～400 mg/d	视网膜损害,胃肠道反应,皮疹	眼科检查,6～12 个月1 次
氯喹	急慢性	250～500 mg/d	以上不良反应较重	眼科检查
甲氨蝶呤	慢性、难治性	10～15 毫克/周	胃肠道反应,肝损害,骨髓抑制	血常规、肝肾功 1～3 个月 1 次
硫唑嘌呤	慢性、难治性	50～200 mg/d	肝功异常,感染骨髓抑制	血常规,肝功 1～3 个月1 次
吗替麦考酚酯	慢性、难治性	500～3 000 mg/d	恶心、腹泻,骨髓抑制,感染	血常规,肝功 1～3 个月1 次
环磷酰胺	难治性	500～2 000 毫克/2～4 周	骨髓抑制,感染,出血性膀胱炎,致癌	治疗前后血常规、肾功、尿常规 1 个月 1 次。必要时膀胱镜检查
沙利度胺	慢性,难治性	50～200 mg/d,每晚服用	致畸、嗜睡、便秘、末梢神经炎	妊娠试验每月 1 次
米诺环素	急慢性	100～200 mg/d	恶心、贫血、皮疹	
英利西单抗	慢性难治性	开始 2 周 3～5 mg/kg,以后 1～2 个月 3～5 mg/kg	感染、变态反应、致畸	治疗前 PPD 皮试治疗期间观察有无血管渗漏

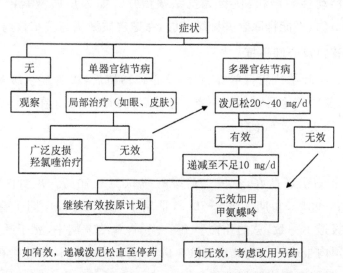

图 4-13　急性单器官(神经或心)及多器官结节病的治疗

129

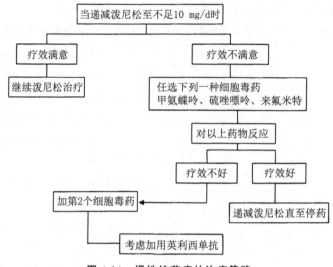

图 4-14 慢性结节病的治疗策略

(三)高钙血症的治疗

血钙增高可用阿仑膦酸钠 10 mg/d,早餐前半小时口服,并大量饮水。防止日晒,限制钙和维生素 D 摄入。禁服噻嗪类利尿药。血钙浓度超过 3.7 mmol/L 并伴高钙血症状时,可用帕米二膦酸钠 15 mg 稀释于不含钙离子的生理盐水 125 mL 中,2 小时内滴完,同时监测血钙,调整剂量。

(四)结节病合并肺结核的治疗

确诊为活动性肺结核,应首先抗结核治疗。如为皮质激素治疗适应证的 Ⅱ~Ⅳ 期结节病,不能排除合并肺结核时,考虑皮质激素与抗结核药联合治疗。

(五)肺移植及心肺移植

有报道Ⅳ期肺结节病行单肺、双肺及心肺移植后,患者症状缓解,心肺功能改善,排异现象同其他器官移植一样。移植后的肺约有 2/3 在 15 个月内出现复发性结节病,需皮质激素治疗。

九、预后

多数结节病预后良好,总的自然缓解率 60%～70%。各期自然缓解率不同,Ⅰ期60%～90%,Ⅱ期 40%～70%,Ⅲ期 10%～20%,Ⅳ期不会自然缓解。病死率各家报道不一致,总的死亡率 1%～6%,肺结节病中,死于呼吸衰竭者占 5%～10%,国内报道较少。北京医院 1 例Ⅳ期并肺结核病,胆汁淤积性肝硬化,消化道出血,最终死于多脏器功能衰竭。

第二节 药源性肺部疾病

一、概述

药源性肺部疾病（DILD）是药物不良反应的一种，指在正常使用药物进行诊断、治疗、预防疾病时，由所用药物直接或间接引起的肺部疾病。DILD发病方式差异大，可表现为用药数天、数周后即有明显临床表现的急性或亚急性发病，也可以慢性隐匿发病，发现时已是不可逆转阶段，逐步进展至呼吸衰竭。有些药物所致病理生理变化为暂时的、可逆的，停药后即可消失，有的则可以造成肺组织的永久性损害，严重者甚至危及生命。

二、病因

药物性肺损害呈多样性，可导致药物性肺炎、肺纤维化、哮喘、肺水肿、肺栓塞、肺出血、肺癌、肺动脉高压、肺血管炎等疾病。DILD所涉及的药物很多，包括细胞毒性药物、抗菌药、心血管药物、中枢神经系统药物、神经节阻滞剂、非甾体抗炎药、口服降糖药及其他类药物等。本节主要介绍药物引起的肺间质病变。

（一）肺间质纤维化

能引起肺间质纤维化的药物众多，其中最常见的为细胞毒性药物，非细胞毒类药物主要有胺碘酮、呋喃妥因等。自从1961年首例白消安引起肺纤维化报道以后，有关细胞毒药物引起肺毒性反应的报道逐渐增多。这些药物导致的肺弥散性纤维化发生的危险因素与用药频度、用药总量、合并用药、合并放疗、高浓度氧疗、原有肺部疾病、肺功能状况、肝肾功能不全及老年均有一定关系。

（二）闭塞性细支气管炎伴机化性肺炎（BOOP）

可引起BOOP的常见药物有甲氨蝶呤、环磷酰胺、呋喃妥因、胺碘酮、卡马西平、苯妥英钠、柳氮磺吡啶、米诺环素等。

（三）脱屑性间质性肺炎和淋巴细胞性间质性肺炎

到目前为止文献报道能导致脱屑性间质性肺炎的药物有白消安、干扰素-α、柳氮磺吡啶、呋喃妥因等。能导致淋巴细胞性间质性肺炎的药物有卡托普利、苯妥英钠等。

(四)过敏性肺炎

有些药物如卡马西平、多西他赛、金盐、甲氨蝶呤、呋喃妥因、丙卡巴肼等可引起过敏性肺炎。

(五)肺浸润伴嗜酸性粒细胞增多

许多药物可引起肺浸润伴肺嗜酸性粒细胞增多,β-内酰胺类、磺胺类、青霉素类、氟喹诺酮类、四环素类、大环内酯类抗生素、呋喃妥因、甲氨蝶呤、对氨基水杨酸、丙卡巴肼、异烟肼、氯磺丙脲、阿司匹林、呋喃唑酮、色甘酸钠、液状石蜡等。

(六)弥散性肺钙化

到目前为止已有长期大剂量使用钙盐或维生素 D 导致肺部弥散性钙化的报道。

三、发病机制

有关药物性肺病的发病机制目前尚不十分清楚。其可能机制如下。

(一)氧自由基损伤

氧自由基损伤被认为是重要的损伤途径之一。尤其在药物所致的急性肺损伤中,氧自由基损伤可能起着重要作用。以抗感染药物呋喃妥因为例,体外试验证明,呋喃妥因可以使肺内细胞产生过量的过氧化氢(H_2O_2)、氢氧根离子(OH^-)、超氧阴离子(O_2^-)和单原子氧($1O_2$),这些氧自由基可对重要细胞的功能产生损害,导致肺泡弥散性损伤,肺泡上皮通透性增高,肺泡内有纤维素样渗出物、透明膜形成、出血、水肿,继之间质成纤维细胞增生,形成肺间质纤维化。

(二)细胞毒药物对肺泡毛细血管内皮细胞的直接毒性作用

化疗药物对肺的损伤主要是通过对肺的直接损伤,抗肿瘤药物博来霉素导致的肺间质纤维化是典型代表,发病机制可能与博来霉素直接导致肺脏内细胞DNA 断裂有关。

(三)磷脂类物质在细胞内沉积

胺碘酮对肺的损伤主要是导致肺泡巨噬细胞和肺泡Ⅱ型上皮细胞内磷脂沉积。目前已有二十多种药物被确认可导致机体细胞,尤其是肺脏内细胞的磷脂沉积。据报道这些药物导致的磷脂沉积是由于细胞内磷脂分解代谢障碍所致,但此作用是可逆的,停药后磷脂代谢可恢复正常。

(四)免疫系统介导的损伤

药物通过免疫介导导致的机体损害,如药物性系统性红斑狼疮(SLE)是药物性肺病另一种发病机制。目前已知至少有二十种药物可引起 SLE,归纳起来可分为 2 组:第一组可导致抗核抗体产生,但仅少数患者出现 SLE 症状;另一组虽然很少产生抗核抗体,但几乎都发生 SLE。由于这些药物本身无免疫源作用,因此有学者认为这些药物进入体内后可能起到佐剂或免疫刺激物的作用,使机体产生自身抗体。肺血管改变典型的病理改变为血管中心性炎症和坏死,可能是Ⅲ型或Ⅳ型变态反应所致。

除此之外,肺脏不仅具有呼吸功能,还具有代谢功能,现已知肺脏参与了一些重要的血管活性物质如前列腺素、血管紧张素、5-羟色胺和缓激肽等的代谢。但有关肺脏是否参与药物的代谢目前尚不清楚。

四、临床特征、分型与诊断

(一)临床特征与分型

(1)肺间质纤维化其临床表现与特发性肺间质纤维化非常相似。患者的主要症状是咳嗽和进行性呼吸困难。体格检查通常可闻及吸气末啰音,杵状指有时可以见到。胸部 X 线检查:可发现双下肺网状及结节状密度增高阴影,病变严重时可累及双侧全肺,少数病例胸部平片可以正常。肺功能检查可呈不同程度的限制性通气功能障碍和弥散功能降低。肺组织病理检查可见非典型Ⅱ型肺泡上皮细胞增生、肺泡炎或肺间质炎症以及不同程度的肺间质纤维化。

(2)BOOP 与感染、结缔组织疾病和骨髓、器官移植等引起的 BOOP 相似,临床上有咳嗽、呼吸困难、低热及血沉增快等。体格检查通常可闻及吸气末啰音。BOOP 胸部 X 线检查可发现双肺多发性斑片状浸润影。肺功能检查即可呈限制性通气功能障碍也可呈阻塞性通气功能障碍,皮质激素治疗反应良好。

(3)脱屑性间质性肺炎(DIP)和淋巴细胞性间质性肺炎(LIP)的临床表现与特发性肺间质纤维化相似,诊断主要依靠病理检查。

(4)过敏性肺炎常亚急性起病(几天),临床表现为咳嗽、发热、呼吸困难,同时还伴有全身乏力、肌肉酸痛和关节疼痛等。约 40% 的患者可有不同程度的外周血嗜酸性粒细胞增多。过敏性肺炎胸部 X 线可见腺泡结节样浸润,且病变多位于双肺外周。肺功能检测呈不同程度的限制性通气功能障碍和低氧血症。肺活检可见肺泡腔内有多形核白细胞或嗜酸性粒细胞及单核细胞浸润,肺间质纤维化则较为少见。

(5)肺浸润伴嗜酸性粒细胞增多临床特点为亚急性或逐渐起病,有气短、咳嗽、伴或不伴有发热及皮疹,周围血中嗜酸性粒细胞增多,肺泡中嗜酸性粒细胞及巨噬细胞浸润,其临床表现类似 Loeffler 综合征。肺浸润伴嗜酸性粒细胞增多,胸部 X 线表现为斑片状肺浸润,常呈游走性。

(二)诊断

药源性肺病的诊断比较困难,原因是其肺部改变为非特异性,又缺少特异性检查手段,有些辅助检查如免疫学检查、组织学检查和肺功能检查虽可有一定帮助,但无特异性,另外由于受到患者和医院条件的限制,并非所有患者都能进行上述检查。诊断最重要的是要有对药源性肺病的警惕性、可靠详细的用药史以及临床医师对各种药物的不良反应有所了解等。故在用药过程中,一旦发现不良反应,应结合临床经过,做全面深入的分析,排除肺部其他疾病,做出正确的诊断。可疑病例及时停药后症状消失有助于诊断,但晚期病例的组织学变化常呈不可逆性,故停药后症状持续并不能排除药源性肺病的可能。

五、治疗原则与策略

对症治疗,如哮喘、呼吸衰竭、急性肺水肿、咯血、肺动脉高压等,应及时采取相应的治疗措施,避免症状进一步加重。可靠的也是最重要的治疗手段是停药,早期的药源性肺病大多数可以在停药后症状减轻,经一定时间后可以痊愈。皮质激素治疗的疗效差异很大,有些药物性肺病患者对肾上腺皮质激素治疗有效,BOOP 皮质激素治疗反应良好。红斑狼疮样改变停药后上述症状可以逐渐消退,激素治疗有效。常见的致肺间质纤维化药物白消安引起的肺毒性反应,预后较差,总的病死率在 50%～80%。甲氨蝶呤导致的肺损伤治疗主要是使用皮质激素,由甲氨蝶呤所致肺损伤的死亡率约 10%。环磷酰胺引起的肺毒性预后较差,死亡率约在 50%。阿糖胞苷导致的肺水肿往往可在治疗后 7～21 天逐渐好转,阿糖胞苷导致的肺损害死亡率 6%～13%。

第三节　外源性过敏性肺泡炎

外源性过敏性肺泡炎(EAA)也称为过敏性肺炎(HP),是指易感个体反复吸入有机粉尘抗原后诱发的肺部炎症反应性疾病,以肺脏间质单核细胞性炎症渗出、细胞性细支气管炎和散在分布的非干酪样坏死性肉芽肿为特征性病理改变。各种病因所致 EAA 的临床表现相同,可以是急性、亚急性或慢性。临床症状的发展依赖于抗原的暴露形式、强度、时间、个体敏感性及细胞和体液免疫反应程度。急性期以暴露抗原后6～24小时出现短暂发热、寒战、肌肉关节疼痛、咳嗽、呼吸困难和低氧血症,脱离抗原暴露后24～72小时症状消失为临床特征。持续抗原暴露将导致肺纤维化。

一、流行病学

随着对广泛存在的环境抗原认识,更加敏感的诊断手段的出现,越来越多的EAA被认识和诊断,因此近来流行病学研究提示EAA是仅次于特发性肺纤维化(IPF)和结节病的一种常见的间质性肺疾病。由于抗原暴露强度、频率和时间不一样,可能也存在疾病诊断标准不一致和认识不够的宿主因素,EAA在不同人群的患病率差异很大。农民肺在苏格兰农业地区的患病率是2.3%～8.6%;美国威斯康星暴露到霉干草的人群的男性患病率是9%～12%。芬兰农村人口的年发病率是44/10万,瑞典是23/10万。在农作业工人中EAA症状的发生率远高于疾病的患病率。蘑菇工人中20%严重暴露者有症状;嗜鸟者人群中估计的患病率是0.5%～21%。一项爱鸽俱乐部人员的调查显示鸽子饲养者肺(PBD)的患病率是8%～30%。有关化学抗原暴露的人群中EAA的流行病学资料很少。不同的EAA,其危险人群和危险季节都不一样。农民肺发病高峰在晚冬和早春,患者多是男性农民,与他们在寒冷潮湿气候使用储存干草饲养牲口有关。PBD没有明显的季节性,在欧洲和美国多发生于男性,而在墨西哥则多发生于女性。欧洲和美国的嗜鸟者肺主要发生于家里养鸟的人群,无明显的性别差异。日本夏季型EAA高峰在日本温暖潮湿地区的6月到9月间,多发生于无职业的家庭妇女。

80%～95%的EAA患者都是非吸烟者。这可能是因为吸烟影响了血清抗体的形成,抑制肺脏的免疫反应,但是相关机制不是很清楚。虽然现吸烟者患EAA的可能性小,但也不绝对。

人群对EAA的易感性也不一样。除了与暴露的不一样有关外,也与宿主的易感性(遗传或获得)有关。虽然早期的研究没有证实EAA患者和无EAA的暴露人群中HLA表型的明显差异,但是有研究证实PBD患者和无症状的暴露人群及普通人群的HLA-DR和HLA-DQ表型存在差异。TNF-α启动子在PBD患者较对照组增多,但是血清TNF-α水平无明显差异。

二、病因

许多职业或环境暴露可以引起EAA,主要是这些环境中含有可吸入的抗原,包括微生物(细菌、真菌和它们的组成部分),动物蛋白和低分子量化合物。最近研究提示有些引起 EAA 的暴露抗原是混合物,疾病并不总是由单一抗原所致。根据不同的职业接触和病因,EAA 又有很多具体的疾病命名。农民肺(FLD)是 EAA 的典型形式,是农民在农作中吸入霉干草中的嗜热放线菌或热吸水链霉菌孢子所致。表 4-4 列出了不同名称的 EAA 及相关的环境抗原和可能的病因。在认识到 EAA 与职业环境或粉尘暴露的关系后,一些减少职业暴露的措施已经明显降低了许多职业环境中 EAA 的发生。虽然,现在由于传统职业所致的 EAA 已经不像 20 多年前常见,但是,新的环境暴露抗原和疾病还在不断被认识,尤其家庭环境暴露引起的 HP 是目前值得重视的问题,如暴露于宠物鸟(鸽子、长尾鹦鹉),污染的湿化器,室内霉尘都可以引起 EAA,而且居住环境的暴露很难识别。北京朝阳医院确诊的 31 例 EAA 中,27 例(87.09%)是宠物饲养或嗜好者(鸽子 20 例,鹦鹉 2 例,猫 2 例,狗 2 例,鸡 1 例),蘑菇种植者 1 例,制曲工 1 例,化学有机物 2 例(其中 1 例为染发剂,1 例为甲苯二氰酸酯)。另有 6 例(19.4%)为吸烟者。

表 4-4　过敏性肺炎的常见类型和病因

疾病	抗原来源	可能的抗原
1.微生物		
农民肺	霉干草,谷物,饲料	嗜热放线菌热吸水链霉菌
蔗尘肺	发霉的蔗渣	嗜热放线菌
蘑菇肺	发霉的肥料	嗜热放线菌
空调/湿化器肺	污染的湿化器、空调、暖气系统	嗜热放线菌、青霉菌、克雷伯杆菌
夏季过敏性肺泡炎	室内粉尘	皮肤毛孢子菌
软木尘肺	发霉的软木塞	青霉菌
麦芽工人肺	污染的大麦	棒曲霉
乳酪工人肺	发霉的乳酪	青霉菌
温室肺	温室土壤	青霉菌
2.动物蛋白		
鸟饲养或爱好者肺(鸽子、鹦鹉)	鸟分泌物、排泄物、羽毛等	蛋白
鸡饲养者肺	鸡毛	鸡毛蛋白
皮毛工人肺	动物皮毛	动物皮毛
垂体粉吸入者肺	垂体后叶粉	后叶加压素
3.化学物质		
二异氢酸	二异氢酸酯	变性蛋白

三、发病机制

EAA 主要是吸入抗原后引起的肺部巨噬细胞-淋巴细胞性炎症并有肉芽肿形成,以 CD8$^+$ 淋巴细胞增生和 CD4$^+$ Th$_1$ 淋巴细胞刺激浆细胞产生大量抗体尤其是 IgG 为特征。在暴露早期 BALF 的 CD4$^+$ Th$_1$ 细胞增加,但是之后多数病例是以 CD8$^+$ 细胞增加为主。巨噬细胞和 CD8$^+$ 毒性淋巴细胞参与的免疫机制还没有完全阐明。

EAA 的急性期主要是吸入抗原刺激引起的巨噬细胞-淋巴细胞反应性炎症,涉及外周气道及其周围肺组织。亚急性期主要聚集的单核细胞成熟为泡沫样巨噬细胞,形成肉芽肿,但是在亚急性过程中,也形成包括浆细胞的淋巴滤泡,伴携带 CD40 配体的 CD4$^+$ Th$_1$ 淋巴细胞增生,后者可以激活 B 细胞,提示部分抗体是在肺部局部形成。慢性阶段主要是肺纤维化。引起急性、亚急性和慢性的免疫机制相互重叠。

(一)Ⅲ型免疫反应

早期认为 EAA 是由免疫复合物介导的肺部疾病,其理论依据包括:①一般于暴露后 2~9 小时开始出现 EAA 症状;②有血清特异沉淀抗体;③病变肺组织中发现抗原、免疫球蛋白和补体;④免疫复合物刺激 BAL 细胞释放细胞因子增加,激活巨噬细胞释放细胞因子。

然而,进一步研究发现:①同样环境抗原暴露人群中,50％血清沉淀抗体阳性者没有发病,而且血清沉淀抗体与肺功能无关;②抗原吸入刺激后血清补体不降低;③抗原-抗体复合物介导的血管炎不明显;④EAA 也可发生于低球蛋白血症患者。

(二)Ⅳ型(细胞)免疫反应

细胞免疫反应的特征是肉芽肿形成。EAA 的肺组织病理学改变特点之一是淋巴细胞性肉芽肿性炎症,肉芽肿是亚急性期 EAA 的主要病理改变,而且抑制细胞免疫的制剂可以抑制实验性肉芽肿性肺炎。抗原吸入后刺激外周血淋巴细胞重新分布到肺脏,局部淋巴细胞增生,以及淋巴细胞凋亡减少使得肺脏淋巴细胞增多。因此抗原刺激几天后,局部免疫反应转向 T 细胞为主的肺泡炎,淋巴细胞占 60％~70％。在单核细胞因子,主要是 MIP-1 的激活下,幼稚巨噬细胞转化成上皮样细胞和多核巨细胞,形成肉芽肿。然而,这种单核细胞转化成多核巨细胞形成肉芽肿的生物学细节还不是很清楚。

(三)细胞-细胞因子

目前认识到 EAA 的发生需要反复抗原暴露,宿主对暴露抗原的免疫致敏,免疫反应介导的肺部损害。然而,涉及 EAA 免疫机制的细胞之间的交互作用还不是十分清楚。抗原吸入后,可溶性抗原结合到 IgG,免疫复合物激活补体途径,通过补体 C5 激活巨噬细胞,巨噬细胞被 C5 激活或活化抗原颗粒激活后,释放趋化因子,包括白介素-8(IL-8)、巨噬细胞炎症蛋白-1α(MIP-1α)、调节激活正常 T 细胞表达和分泌因子(RANTES),和细胞因子,包括 IL-1、IL-6、IL-12、肿瘤坏死因子(TNF-α)、转化生长因子(TGF-β)。首先趋化中性粒细胞,几个小时后趋化和激活循环 T 淋巴细胞和单核细胞移入肺脏。

IL-8 对淋巴细胞和中性粒细胞都有趋化性。MIP-1α 不仅对单核/巨噬细胞和淋巴细胞有趋化性,也促进 $CD4^+$ Th_0 细胞转化成 Th_1 细胞。IL-12 也促进 Th_0 转化成 Th_1 细胞。$CD4^+$ Th_1 淋巴细胞产生 IFN-γ,促进肉芽肿形成。EAA 鼠模型证实 IFN-γ 是激活巨噬细胞发展形成肉芽肿的关键。IL-1 和 TNF-α 引起发热和其他急性反应,TNF-α 促进其他因子如 IL-1、IL-8 及 MIP-1 的产生,促进细胞在肺内的聚集与激活及肉芽肿形成。EAA 患者 BALF 中可溶性 TNFR1、TNFR2 和 TNF-α 水平增高,同时肺泡巨噬细胞的 *TNFR1* 表达也增强,提示 TNF-α 及其受体在 EAA 的作用。IL-6 促进 B 细胞向浆细胞转化和 $CD8^+$ 细胞成熟为毒性淋巴细胞。激活的肺泡巨噬细胞分泌 TGF-β,可以促进纤维化形成和血管生成。

巨噬细胞除了通过释放细胞因子产生作用外,还通过增强表达附着分子促进炎症反应。激活的巨噬细胞增强表达 CD80 和 CD86,激活的 T 淋巴细胞增强表达 CD28。CD80/86(也称之为 B-7)及其配体 CD28 是抗原呈递和 $CD4^+$ Th 细胞激活 B 细胞必需的共同刺激分子,阻止这种结合可以抑制鼠 HP 模型的炎症反应。内皮附着分子是炎症细胞进入肺组织的关键。激活的巨噬细胞不仅表达 CD18/11(ICAM-1 的配体),也增强表达 ICAM-1。抑制 ICAM-1 可以阻止淋巴细胞聚集。

EAA 患者 BALF 的自然杀伤细胞也增加,抗原暴露后肥大细胞增加,脱离抗原后 1~3 个月回到正常。大多数 EAA 的 BALF 肥大细胞具有结缔组织特征,与纤维化有关,而不是黏液型,如哮喘患者。虽然 EAA 没有组织胺相关的症状,但是肥大细胞可能也产生细胞因子,参与单核细胞和淋巴细胞聚集和成熟,促进纤维化。EAA 早期 BALF 包括玻璃体结合蛋白,纤维连接蛋白,前胶原Ⅲ多肽,前胶原Ⅲ多肽和肥大细胞相关,EAA 鼠模型和患者资料都显示 BALF 的肥大细胞增加,而肥大细胞缺陷的鼠不发展成肺部炎症。

(四)其他

BAL 显示致敏宿主暴露抗原后 48 小时内中性粒细胞在肺脏聚集,这可能是气道内免疫复合物刺激,补体旁路途径的激活和吸入抗原的内毒素效应或蛋白酶效应。这些因素造成的肺损伤促进肺脏的抗原暴露,促进免疫致敏和进一步的肺损害。我们曾经通过热吸水链霉菌胞外蛋白酶诱发 EAA,48 小时内主要是肺脏中性粒细胞聚集,3 周后形成肉芽肿和慢性淋巴细胞性炎症。

吸烟和病毒感染也影响 EAA 肺炎的发展。现行吸烟者可以保护免得 EAA。而病毒感染可以增加患 EAA 的可能。呼吸道合胞病毒和仙台病毒增加小鼠的 EAA。这可能涉及抗原提呈细胞或 T 细胞共同刺激分子的变化和肺泡巨噬细胞抑制炎症的能力降低。有些患者虽然已经暴露多年,但只是在最近的急性呼吸道感染后出现。鼠 EAA 模型显示呼吸道合胞病毒感染增加肉芽肿形成和 IL-8 和 IFN-γ 的产生。然而,促进更加复杂的人类免疫反应机制发展的因素还不清楚。

只有不到 10% 的常规暴露人群发病,大多数暴露人群仅有正常的抗体反应。抗体单独存在不足以产生疾病,而是涉及 CD8$^+$ 细胞毒性淋巴细胞的迟发性变态反应共同参与。CD8$^+$ 激活需要 T 细胞受体结合到抗原提呈细胞的 I 类 MHC 分子上,但是试图联系 EAA 与 I 类 MHC 分子的研究结果是不一致的。

总之,临床研究和动物实验结果提示 EAA 是易感个体受到环境抗原刺激后通过 III 型和 IV 型免疫反应引起的肺脏慢性炎症伴肉芽肿形成,然而,确切的免疫机制还不很清楚。此外,个体易感性差异、炎症吸收和纤维化的机制也不清楚。

四、病理改变

EAA 的特征性病理改变包括以淋巴细胞渗出为主的慢性间质性肺炎,细胞性细支气管炎(气道中心性炎症)和散在分布的非干酪样坏死性小肉芽肿,但是依发病形式和所处的疾病阶段不同,组织病理学改变也有各自的特点。

急性期的组织病理特点,主要是肺泡间隔和肺泡腔内有淋巴细胞、肥大细胞、中性粒细胞、单核-巨噬细胞浸润。早期病变主要位于呼吸性细支气管周围,其后呈肺部弥散性改变。浸润的细胞大多数是淋巴细胞,聚集在肺泡腔内,多数淋巴细胞是 CD8$^+$ 的 T 淋巴细胞。常见中央无坏死的肉芽肿和多核巨细胞,可见局灶性闭塞性细支气管炎伴机化性肺炎样改变。

亚急性期主要组织学特点是非干酪样坏死性肉芽肿,主要由上皮样组织细胞、多核巨细胞和淋巴细胞组成的一种松散的边界不清楚的小肉芽肿病变,通常单个存在于细支气管或邻近肺泡腔。肉芽肿一般于抗原暴露后 3 周左右形成,避免抗原接触后 3～4 个月内可消失。其次,组织学可见肺泡间隔和肺泡腔内有由淋巴细胞、浆细胞、肥大细胞等组成的炎性细胞渗出呈现时相一致的以细支气管为中心的非特异性间质性肺炎(NSIP)改变,虽然急性暴露后早期可以见到中性粒细胞,但是中性粒细胞和嗜酸性粒细胞通常不明显。急性期一般无纤维化改变。间质纤维化和蜂窝肺主要见于疾病晚期或慢性 EAA。Reyes 等对 60 例农民肺进行病理研究发现间质性肺炎占 100%,肉芽肿 70%,机化性肺炎 65%,间质纤维化 65%,泡沫样细胞 65%,外源性异物 60%,孤立巨细胞 53%,细支气管炎 50%,闭塞性细支气管炎伴机化性肺炎 10%～25%。

慢性 EAA 或停止抗原暴露后数年,细支气管炎和肉芽肿病变可能消失,仅遗留间质性炎症和纤维化或伴蜂窝肺样改变,这种间质纤维化可能是气道中心性或与普通型间质性肺炎(UIP)难以鉴别。因此,EAA 可能代表一部分病理证实的 NSIP、BOOP、UIP。

引起 EAA 的环境也含有 G⁻ 杆菌内毒素尘埃,急性暴露后出现发热和咳嗽,慢性暴露引起支气管炎和肺气肿。这种混合暴露的结果是工人可以患 EAA,一种淋巴细胞性疾病,也可以患 COPD,一种中性粒细胞性疾病,或二者都有。

五、临床表现

急性形式是最常见和具有特征的表现形式。一般在明确的职业或环境抗原接触后 2～9 小时开始出现"流感"样症状,如畏寒、发热、全身不适伴胸闷、呼吸困难和咳嗽,症状于 6～24 小时最典型。两肺底部可闻及细湿啰音或细小爆裂音,偶闻哮鸣音。反应强度或临床表现与吸入抗原的量与暴露时间有关。如果脱离抗原接触,病情可于 24～72 小时内恢复。如果持续暴露,接触和症状发作的关系可能不明显,反复急性发作导致几周或几个月内逐渐出现持续进行性发展的呼吸困难,伴咳嗽,表现为亚急性形式。

慢性形式是长期暴露于低强度抗原所致,也可以是反复抗原暴露导致急性或亚急性反复发作后的结果。主要表现为隐匿性发展的呼吸困难伴咳嗽和咳痰及体重减轻。肺底部可以闻及吸气末细小爆裂音,少数有杵状指。晚期有发绀、肺动脉高压及右心功能不全征象。

20%～40% 的慢性 EAA 表现为慢性支气管炎的症状,如慢性咳嗽伴咳痰,有些甚至在普通胸部 X 线上不能发现肺实质的病变。病理学研究证实了农民肺存在支气管炎症。嗜鸽者也经常表现支气管炎的症状和黏液纤毛清除系统功能降低。因为多数 EAA 患者是非吸烟患者，没有其他原因解释其慢性支气管炎的原因，因此，这可能是 EAA 本身的结果，与慢性 EAA 的气道高反应性相关。

六、胸部影像学

(一)胸部 X 线

急性形式主要表现为以双侧中下肺野分布为主的弥散性分布的边界不清的小结节影，斑片磨玻璃影或伴实变(图 4-15，图 4-16)，病变倾向于下叶肺。在停止抗原暴露后 4～6 周急性期异常结节或磨玻璃影可以消失。因此急性发作缓解后的胸片可以无异常。影像学的变化与症状的关系不明显。

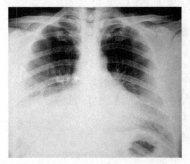

图 4-15 **急性期 EEA**
胸部 X 线显示双肺弥散性分布斑片磨玻璃影，下叶肺及外周分布为主

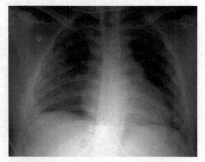

图 4-16 **胸片示双下肺磨玻璃影**

亚急性主要是细线条和小结节形成的网结节影(图 4-17)。慢性形式主要表现为以上中肺野分布为主的结节、粗线条或网状影(图 4-18)，疾病晚期还有肺容积减小、纵隔移位以及肺大疱形成或蜂窝肺。一些病例表现急性、亚急性和慢性改变的重合。罕见的异常包括胸腔积液、胸膜肥大、肺部钙化、空洞、不张、局限性阴影(如钱币样病变或肿块)以及胸内淋巴结增大。

(二)胸部 CT/HRCT

急性形式的胸部 HRCT 表现为大片状或斑片性磨玻璃和气腔实变阴影，内有弥散性分布的边界难以区分的小结节影，直径＜5 mm，沿小叶中心和细支气管周围分布；斑片性磨玻璃样变和肺泡过度充气交错形成马赛克征象。

亚急性形式主要显示弥散性分布的边界不清的小结节影沿小叶中心和细支气管周围分布，这些结节代表细支气管腔内肉芽组织或细胞性细支气管周围炎症。细支气管炎引起支气管阻塞，气体陷闭，形成小叶分布的斑片样过度充气区。

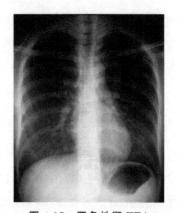

图 4-17 亚急性期 EEA

胸部 X 线显示双肺弥散性分布的边界不清的小结节影,以中下叶肺明显

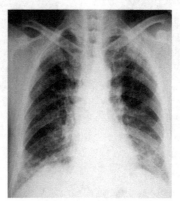

图 4-18 慢性期 EEA

胸部 X 线显示双肺弥散性分布的网结节影,下肺磨玻璃影

慢性形式主要表现小叶间隔和小叶内间质不规则增厚,蜂窝肺伴牵拉性支气管或细支气管扩张和肺大疱;间或混有斑片性磨玻璃样变。蜂窝肺见于 50% 的慢性 EAA。肺气肿主要见于下肺野,见于亚急性和慢性非吸烟者,可能与细支气管炎或阻塞有关。这种改变类似于 IPF,不同的是前者的纤维化一般不影响肋膈角。轻度反应性纵隔淋巴结增大也比较常见。

七、辅助检查

(一)血液化验

急性 EAA 的外周血白细胞(中性粒细胞)一过性和轻度增高,血沉、C-反应蛋白也经常升高。外周血嗜酸性粒细胞和血清 IgE 正常。一些 EAA 患者血清可以检测到针对特异性抗原的沉淀抗体(IgG、IgM 和 IgA)。由于抗原准备尚没有标准化,因此很难确认阴性的意义,除非抗原用 EAA 患者或非 EAA 患者血清检验过,因此,商品 EAA 抗体组合试验阴性不能除外 EAA 的诊断。但是,血清特异性沉淀抗体阳性也见于无症状的抗原接触者,如 30%～60%的无症状饲鸽者存在对鸽子抗原的抗体;2%～27%的农民的血清存在抗 M.Faeni 抗体。此外,停止暴露后血清沉淀抗体会消失,在停止抗原暴露后 6 年,50%的农民肺患者血清抗体转阴;50%的 PBD 或嗜鸟者肺在停止抗原暴露后 2～3 年,其血清沉淀抗体转阴。因此,这种特异抗体的存在只说明有变应原接触史,并无诊断特异性,反过来抗体阴性也不能排除诊断。

(二)肺功能试验

疾病早期可能仅表现弥散功能障碍、肺泡-动脉氧分压差增加和运动时低氧血症,随着疾病进展出现限制性通气功能障碍,肺容积降低,气流速度正常或增加,肺弹性回缩增加。也可以有轻度气道阻塞和气道阻力增加,这可能与细支气管炎或肺气肿有关。20%～40%的 EAA 患者存在非特异气道高反应性。5%～10%的 EAA 患者临床有哮喘发作。停止抗原暴露后,气道高反应性和哮喘减轻。北京朝阳医院的资料分析显示 31 例 EAA 患者中,92.9%有 DL_{CO} 降低,85.2%小气道病变,72.4%限制性通气功能障碍,50%有低氧血症,36.7%出现呼吸衰竭。

(三)支气管肺泡灌洗

当支气管肺泡灌洗(BAL)距离最后一次暴露超过 5 天,40%～80%的患者 BALF 中 T 淋巴细胞数呈现 2～4 倍的增加,尤其是 $CD8^+$ 细胞增加明显,导致 $CD4^+/CD8^+<1$ 或正常,但是有时 $CD4^+/CD8^+>1$ 或正常。这可能与暴露的形式、疾病的形式(急性或慢性)、BAL 离最后一次暴露的时间有关,有些研究提示 BALF 中 $CD8^+$ 细胞的增加与肺纤维化相关。$CD4^+$ 细胞为主见于 EAA 的纤维化阶段。许多 $CD8^+$ 细胞表达 CD57(细胞毒性细胞的标记)和 CD25(IL-2 受体)及其他活性标记,当抗原暴露持续存在,这些活性标记细胞增加。BALF 的淋巴细胞与持续的抗原暴露有关,不提示疾病和疾病的预后。此外,肺泡巨噬细胞也呈激活状态。当在暴露后 48 小时内进行 BAL 或吸入抗原后的急性期 BALF 的中性粒细胞的比例可以呈中度增加,表现一过性的中性粒细胞性肺泡炎。肥大细胞时有增加。

八、诊断与鉴别诊断

根据明确的抗原接触史,典型的症状发作及与抗原暴露的明确关系,胸部影像学和肺功能的特征性改变,BAL 检查显示明显增加的淋巴细胞(通常淋巴细胞＞40％和 CD4$^+$/CD8$^+$＜1),可以做出明确的诊断。TBLB 取得的合格病理资料将进一步支持诊断,一般不需要外科肺活检。

由于抗原制备没有标准化,含有非特异成分,因此用可疑抗原进行的皮肤试验不再具有诊断价值。特异性抗原吸入激发试验难以标准化,并且有一定的危险性,也不常规采用。表 4-5 列出了建立外源性过敏性肺泡炎诊断的主要标准和次要标准,如果满足 4 个主要标准和 2 个次要标准或除外结节病、IPF 等,EAA 诊断可以确定。有时组织学提示 EAA 而胸片正常。但是正常 HRCT 降低了急性或慢性 EAA 的可能,但是 2 次急性发作之间的 HRCT 可能正常。正常 BALF 也有利于排除 EAA。

表 4-5　建立外源性过敏性肺泡炎的诊断标准

主要诊断标准	次要诊断标准
EAA 相应的症状(发热、咳嗽、呼吸困难)	两肺底吸气末爆裂音
特异性抗原暴露(病史或血清沉淀抗体)	DL$_{CO}$ 降低
EAA 相应的胸部 X 线或 HRCT 改变(细支气管中心结节,斑片磨玻璃影间或伴实变,气体陷闭形成的马赛克征象等)	低氧血症
BALF 淋巴细胞增加,通常＞40％(如果进行了 BAL)	
相应的组织病理学变化(淋巴细胞渗出为主的间质性肺炎,细支气管炎,肉芽肿)(如果进行了活检)	
自然暴露刺激阳性反应(暴露于可疑环境后产生相应症状和实验室检查异常)或脱离抗原接触后病情改善	

急性 EAA 需要与感染性肺炎(病毒、支原体等)鉴别,另外也需要与职业性哮喘鉴别。慢性 EAA 需要与各种其他原因所致的间质性肺炎、结节病和肺结核进行鉴别。需要与 EAA 进行鉴别的疾病列于表 4-6。

表 4-6　EAA 不同阶段的鉴别诊断

急性

  A.急性气管支气管炎,支气管炎,肺炎

  B.急性内毒素暴露

  C.有机粉尘毒性综合征

  D.变应性支气管肺曲霉菌病(ABPA)

  E.反应性气道功能异常综合征

  F.肺栓塞

G.吸入性肺炎

H.隐源性机化性肺炎（COP）

I.弥散性肺损害

亚急性

A.反复肺炎

B.ABPA

C.肉芽肿性肺疾病

D.感染：结核，真菌

E.铍病

F.硅沉着病

G.滑石沉着病

H.朗格汉斯细胞组织细胞增生症

I.Churg Strauss 综合征

J.韦格纳肉芽肿

K.结节病

慢性

A.特发性肺纤维化（IPF）

B.COPD 合并肺纤维化

C.支气管扩张

D.鸟型分枝杆菌肺疾病

九、治疗

　　根本的预防和治疗措施是脱离或避免抗原接触。改善作业卫生、室内通风和空气污染状况，降低职业性有机粉尘和环境抗原的吸入可以有效预防 EAA 的发生。单纯的轻微呼吸道症状在避免抗原接触后可以自发缓解，不必特殊治疗。但对于急性重症和慢性进展的患者则需要使用糖皮质激素，其近期疗效是肯定的，但是其远期疗效还没能确定。急性重症伴有明显的肺部渗出和低氧血症，经验性使用泼尼松30～60 mg/d，1～2 周或直到临床、影像学和肺功能明显改善后减量，疗程 4～6 周。亚急性经验性使用泼尼松 30～60 mg/d，2 周后逐步减量，疗程 3～6 个月。如果是慢性，维持治疗时间可能需要更长。

十、预后

　　如果在永久性影像或肺功能损害出现之前完全脱离抗原暴露，EAA 的预后很好。但是如果持续暴露，10％～30％会进展成弥散性肺纤维化、肺源性心脏病,甚至死亡。农民肺的病死率是 0～20％,与发作的次数相关。虽然急性大量暴露导致死亡的报告也有几例,但是死亡多发生于症状反复发作 5 年以上者。预后与 EAA 的形式或抗原的种类不同、暴露的性质不同有关。长期低水平暴露似乎与不良预后有关,而短期间歇暴露的预后较好。如在美国和欧洲的 PBD 有好的预后,而墨西哥的 PBD 预后较差,5 年病死率达 30％。不幸的是许多慢性 EAA 表现肺纤维化和肺功能异常,停止暴露后也只能部分缓解,因此早期诊断 EAA,脱离或避免抗原的接触是改善预后的关键。

第四节　肺泡蛋白沉着症

肺泡蛋白沉着症(PAP)是一种以肺泡内有不可溶性磷脂蛋白样物质沉积为特点的弥散性肺部疾病,原因至今未明。其临床症状主要表现为气短、咳嗽和咳痰。胸部 X 线呈双肺弥散性肺部浸润阴影。病理学检查以肺泡内充满有过碘酸雪夫(PAS)染色阳性的磷脂蛋白样物质为特征。该病由 Rosen 于 1958 年首次报道。肺泡蛋白沉着症可分为原发性或特发性(iPAP,约占 90％)、继发性(sPAP,＜10％)和先天性(cPAP,2％)。

一、发病机制

肺泡蛋白沉着症的发病机制尚不完全清楚,电镜观察发现肺泡蛋白样沉积物和全肺灌洗物在结构上与由 Ⅱ 型肺泡上皮细胞分泌的含有层状体的肺泡表面活性物质(SF)非常相似,提示肺泡蛋白沉积物可能与肺泡表面活性物质代谢障碍有关。目前,大多数证据表明肺泡蛋白沉积物是由于肺泡表面活性物质清除障碍所致,而不是产生过多。正常情况下肺泡表面活性物质的产生与清除是一个复杂的动态过程,肺泡 Ⅱ 型上皮细胞不仅合成和分泌肺泡表面活性物质,而且还与肺泡巨噬细胞一道参与肺泡表面活性物质的清除。当某些因素导致肺泡巨噬细胞和肺泡 Ⅱ 型细胞功能发生改变,肺泡表面活性物质的清除能力降低,从而引发了表面活性物质在肺泡内的沉积。

(一)特发性 PAP

iPAP 患者体内存在粒细胞巨噬细胞集落刺激因子(GM-CSF)中和抗体,导致维持肺泡巨噬细胞功能的 GM-CSF 不足,肺泡巨噬细胞功能出现障碍,不能有效清除肺泡表面活性物质。

1994年Dranoff等发现在去除GM-CSF基因的小鼠肺泡有蛋白样物质沉积,其病理表现与人类PAP相似。之后有许多学者对此进行了研究。目前已证实,GM-CSF基因敲除小鼠肺泡巨噬细胞功能存在缺陷,表现在:细胞直径变大、吞噬功能降低、表面活性物质代谢能力降低、细胞表面的整合素、Toll样受体-2、Toll样受体-4和黏附分子的表达降低、细胞因子(IFN-r、PGE_2、TNF-α、IL-6、IL-18、白三烯-C、白三烯-D、白三烯-E_4)产生下降。给GM-CSF基因敲除小鼠吸入GM-CSF可以逆转肺部PAP病变,提示GM-CSF在PAP发病机制中起重要作用。

在人类,GM-CSF与iPAP之间的关系也已被许多研究所证实。1996年Seymour及其同事首先报道了用GM-CSF成功治疗iPAP的案例,并发现iPAP患者的疗效与给予GM-CSF的剂量存在着一定相关性,提示iPAP患者体内存在着相对GM-CSF不足。通过进一步的研究,Kitamura及其同事发现,在11名iPAP患者的支气管肺泡灌洗液(BALF)和5名患者的血清中存在抗GM-CSF的IgG型中和抗体,但是在继发性PAP、健康对照者以及其他肺部疾病的血清和BALF中均未发现GM-CSF抗体的存在。随后克利夫兰临床医院进行了系列研究,在40例iPAP患者的BALF和血清中均检测到抗GM-CSF中和性抗体存在,其中血清最低滴度为1:400,最高滴度为1:25 600。而正常健康者中最高滴度仅为1:10,当血清滴度的cutoff值为1:400时,对iPAP的敏感性是100%,特异性为100%,20例BALF标本中均存在抗GM-CSF抗体,并且滴度均不低于1:100,而正常健康者和其他肺部疾病者均未检测到此抗体,这提示iPAP患者出现的相对GM-CSF不足是由于体内中和抗体的存在。

(二)先天性PAP

肺泡表面活性物质相关蛋白B基因(SP-B)突变已被证实与先天性肺泡蛋白沉着症(cPAP)有关,目前,已经证实SP-B基因至少存在2个突变位点,一个是第121位碱基C被三个碱基GAA所替代,另一个是第122位点上缺失了一个碱基T,两种基因突变均可导致肺泡表面活性物质中SP-B缺失,但先天性肺泡蛋白沉着症的临床表现差异很大,提示可能还有其他位点或新的SP基因突变参与。另外GM-CSF/IL-3/IL-5受体βc链缺陷,导致GM-CSF不能与其受体结合也是先天性PAP的原因之一。

(三)继发性PAP

某些感染、理化因素和矿物粉尘吸入,如白消安、苯丁酸氮芥、硅尘和铝尘等可能与肿泡蛋白沉着症有关,另外有些疾病特别是血液系统恶性肿瘤,如髓白血病、淋巴瘤、Fanconi 氏贫血以及 IgG 型免疫球蛋白病等也可发生肺泡蛋白沉着症。其发病机制目前尚不完全清楚,可能与上述状态下,导致肺泡巨噬细胞功能受损有关。

总之,肺泡蛋白沉着症的发病机制目前尚不完全清楚,上述任何一种病因均不能完全解释所有病例。需要今后进一步研究。

二、病理表现

(一)肉眼观察

肺大部呈实变,胸膜下可见弥散性黄色或灰黄色小结节或小斑块,结节直径由数毫米到 2 cm 不等,切面可见黏稠黄色液体流出。如不合并感染,胸膜表面光滑。

(二)光镜检查

肺泡及细支气管腔内充满无形态的、过碘酸雪夫(PAS)染色阳性的富磷脂物质(图 4-19)。肺泡间隔正常或肺泡隔数目增多,但间隔内无明显的纤维化。肺泡腔内除偶尔发现巨噬细胞外无炎症表现。

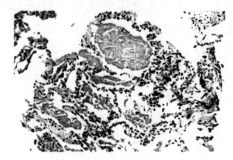

图 4-19　肺泡及细支气管腔内充满无形态的 PAS 染色阳性物质

(三)电镜检查

肺泡腔内碎片中存在着大量的层状结构,由盘绕的三层磷脂构成,其结构类似肺泡表面活性物质。

三、临床表现

本病发病率约为 0.37/10 万,患病率约为 3.7/100 万。男性多于女性,男女比约 2.5:1,任何年龄均可发病,但 30～50 岁的中年人常见,平均 40 岁,约占病例数的 80%。3/4 的患者有吸烟史。

本病的临床表现差异很大,有的可无任何临床症状,仅在体检时发现,此类约占 1/3;约有 1/5 的患者则以继发性肺部感染症状为首发表现,有咳嗽、发热、胸部不适等;另有约 1/2 的患者隐匿起病,表现为咳嗽、呼吸困难、乏力,少数病例可有低热和咯血,呼吸道症状与肺部病变受累范围有一定关系。体格检查一般无特殊阳性发现,肺底有时可闻及少量捻发音,虽然呼吸道症状与肺部病变受累范围有关,但临床体征与胸部 X 线表现不平衡是本病的特征之一。重症患者可出现发绀、杵状指和视网膜斑点状出血。极少数病例可合并肺源性心脏病。

肺泡蛋白沉着症患者合并机会感染的概率较大,为 15% 左右,除了常见的致病菌外,一些特殊的病原菌如奴卡菌属、真菌、组织胞浆菌、分枝杆菌及巨细胞病毒等较为常见。

四、X 线表现

常规的胸部 X 线表现为双肺弥散性细小的羽毛状或结节状浸润影,边界模糊,并可见支气管充气症。这些病变往往以肺门区密度较高,外周密度较低,酷似心源性肺水肿。病变一般不发生钙化,也不伴有胸膜病变或肺门及纵隔淋巴结肿大。

胸部 CT 检查,尤其 HRCT 可呈磨玻璃状和(或)网状及斑片状阴影,可为对称或不对称性,有时可见支气管充气症。病变与周围肺组织间常有明显的界限且边界不规则,形成较特征性的"地图样"改变。病变部位的小叶内间隔和小叶间间隔常有增厚,表现为多角形态,称为"疯狂的堆砌"。(图 4-20)

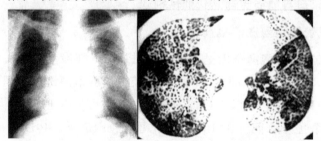

图 4-20 肺泡蛋白沉积症患者的胸部 X 线和胸部 CT

五、实验室检查

(一)血常规

多数患者血红蛋白正常,仅少数轻度增高,白细胞一般正常。血沉正常。

(二)血生化检查

多数患者的血清乳酸脱氢酶(LDH)明显升高,而其特异性同工酶无明显异常。一般认为血清 LDH 升高与病变程度及活动性有关,其升高的机制可能与肺泡巨噬细胞和肺泡Ⅱ型上皮细胞死亡的增多有关。少数患者还可有球蛋白的增高,但无特异性。近年来,有学者发现肺泡蛋白沉着症患者血清中肺泡表面活性物质相关蛋白 A(SP-A)和肺泡表面活性物质相关蛋白 D(SP-D)较正常人明显升高,但 SP-A 在特发性肺纤维化(IPF)、肺炎、肺结核和泛细支气管炎患者也有不同程度地升高,而 SP-D 仅在 IPF、PAP 和结缔组织并发的肺间质纤维化(CTD-ILD)患者中明显升高,因此,对不能进行支气管镜检查的患者,行血清 SP-A 和 SP-D 检查可有一定的诊断和鉴别诊断意义。

(三)痰检查

虽然早在 20 世纪 60 年代,就有学者发现 PAP 患者痰中 PAS 染色阳性,但由于其他肺部疾病(如慢性支气管炎、支气管扩张、肺炎)和肺癌患者的痰液也可出现阳性,加之 PAP 患者咳痰很少,故痰的检查在 PAP 患者的使用受到很大限制。近年来,有学者报道,在 PAP 患者痰中 SP-A 浓度较对照组高出约400 倍,此对照组疾病包括慢性支气管炎、支气管哮喘、肺气肿、IPF、肺炎和肺癌患者,提示痰 SP-A 检查在肺部鉴别诊断中有一定意义,但需进一步研究证实。

(四)GM-CSF 抗体检测

特发性 PAP 患者血清和 BALF 中均可检测到抗 GM-CSF 抗体,而在先天性 PAP、继发性 PAP 以及其他肺疾病中无此抗体存在,因此,抗体检测对临床诊断有实用价值,但目前尚无商品化的试剂盒。

(五)支气管肺泡灌洗液检查

典型的支气管肺泡灌洗液呈牛奶状或泥浆样。肺泡蛋白沉积物的可溶性很低,一般放置20 分钟左右,即可出现沉淀。支气管肺泡灌洗液的细胞分类对 PAP 诊断无帮助。BALF 中可以以巨噬细胞为主,也可以淋巴细胞为主,CD4/CD8 比值可以增高也可降低。BALF 的生化检查如 SP-A、SP-D 可明显升高。将 BALF 加福尔马林离心沉淀后,用石蜡包埋,进行病理切片检查。可见独特的组织学变化:在弥散性的嗜酸颗粒的背景中,可见大的、无细胞结构的嗜酸性小体;PAS 染色阳性,而奥星蓝染色及黏蛋白卡红染色阴性。

(六)肺功能

可呈轻度的限制性通气功能障碍,表现为肺活量和功能残气量的降低,但肺弥散功能降低最为显著,可能是由于肺泡腔内充满蛋白样物质有关。动脉血气分析示动脉血氧分压和氧饱和度降低,动脉 CO_2 也因代偿性过度通气而降低。

Martin 等报道 PAP 患者吸入纯氧时测得的肺内分流可高达 20%，较其他弥散性肺间质纤维化患者的 8.9%明显升高。

(七)经纤支镜肺活检和开胸肺活检

病理检查可发现肺泡腔内有大量无定型呈颗粒状的嗜酸性物质沉积，PAS 染色阳性，奥星蓝染色及黏蛋白卡红染色阴性。肺泡间隔可见轻度反应性增厚和肺泡 II 型上皮细胞的反应型增生。但由于经纤支镜肺活检的组织较小，病理阴性并不能完全排除该病。

六、诊断

由于肺泡蛋白沉着症患者的症状不典型，故诊断主要依据胸部 X 线检查和支气管肺泡灌洗或经纤支镜肺活检。PAP 的胸部 X 线表现需与肺水肿、肺炎、肺霉菌病、结节病、结缔组织疾病相关的间质性肺病、硅沉着病、肺孢子菌肺炎及特发性肺纤维化等相鉴别。支气管肺泡灌洗和经纤支镜肺活检是目前诊断 PAP 的主要手段。如支气管肺泡灌洗液外观浑浊，呈灰黄色，静置后可分层，则提示有 PAP 可能。光镜下若见到大量无定型、嗜酸性碎片，PAS 染色阳性，而奥星蓝染色及黏蛋白卡红染色阴性，则可明确诊断。经纤支镜肺活检组织若见到典型病理表现也可明确诊断。血清和 BALF 中抗 GM-CSF 抗体检查对 iPAP 有诊断价值。

七、治疗

由于部分肺泡蛋白沉着症患者的肺部浸润可以自行缓解，因此，对于症状轻微或无临床症状的患者，可以不马上进行治疗，适当观察一段时间，当患者症状明显加重或患者不能维持正常活动时，可以考虑进行治疗。

(一)药物治疗

对于症状轻微或生理功能损害较轻的患者，可以考虑使用溶解黏液的气雾剂或口服碘化钾治疗，但效果均不可靠。有人曾试用胰蛋白酶雾化吸入，虽然可使部分患者症状有所改善，但体外试验发现胰蛋白酶并不能消化肺泡蛋白沉着症患者的肺泡内沉积物，加之胰蛋白酶雾化吸入疗程长，可引起支气管痉挛、发热、胸痛、支气管炎等不良反应，因而逐渐被临床放弃。糖皮质激素对肺泡蛋白沉着症无治疗作用，而且由于本病容易合并感染，糖皮质激素的使用可能会促进继发感染，所以临床上不提倡使用糖皮质激素。

(二)全肺灌洗

全肺灌洗是治疗肺泡蛋白沉着症最为有效的方法。虽然到目前为止尚无随机对照研究,但有足够的证据表明全肺灌洗可以改善患者的症状、运动耐受能力、提高动脉血氧分压、降低肺内分流,改善肺功能。近年来还有学者证实全肺灌洗可以改善肺泡巨噬细胞功能,降低机会感染的发病率。

全肺灌洗的适应证:只要患者诊断明确,日常活动受到明显限制,均可认为具有全肺灌洗的指征。Rogers 等提出的指征是:①诊断明确;②分流率大于10%;③呼吸困难等症状明显;④显著的运动后低氧血症。

全肺灌洗需在全身麻醉下进行,患者麻醉后经口插入双腔气管插管,在确定双腔管的位置正确后,分别向支气管内套囊(一般位于左主支气管内)和气管套囊充气,以确保双侧肺完全密闭,然后用 100%的纯氧给双肺通气至少 20 分钟,以洗出肺泡内的氮气。患者可取平卧位,也可取侧卧位。在用 100%的纯氧给双肺通气 20 分钟后,在呼气末,夹闭待灌洗侧肺的呼吸通路,接通灌洗通路,以100 mL/min 左右的速度向肺内注入加温至 37 ℃的生理盐水,当肺充以相当于功能残气量(FRC)的生理盐水后,再滴入大概相当于肺总量(通常 500~1 200 mL)盐水,然后吸出同量的肺灌洗液。这个过程反复进行,直至流出液完全清亮,总量一般 10~20 L。灌洗结束前,应将患者置头低脚高位进行吸引。

在进行全肺灌洗过程中应密切监测患者的血压、血氧饱和度及灌洗肺的液体平衡。一侧肺灌洗之后,是否立即行对侧肺灌洗,需取决于患者的当时情况而定。如果患者情况不允许,可予 2~3 天后再行另一侧肺灌洗。全肺灌洗的主要优点是灌洗较为彻底,患者可于灌洗后 48 小时内症状和生理指标得到改善,一次灌洗后可以很长时间不再灌洗。其缺点是所需技术条件较高,具有一定的危险性。全肺灌洗的主要并发症是:①肺内分流增加,影响气体交换;②灌注的生理盐水流入对侧肺;③低血压;④液气胸;⑤支气管痉挛;⑥肺不张;⑦肺炎等。

(三)经纤维支气管镜分段支气管肺泡灌洗

经纤维支气管镜分段支气管肺泡灌洗具有安全、简便、易推广使用、可反复进行以及患者易接受等优点。一组对 7 例肺泡蛋白沉着症的患者进行了经纤维支气管镜分段支气管肺泡灌洗,除 1 例效果不好,改用全肺灌洗外,其余 6 例的临床症状均明显好转,劳动耐力增加,肺部浸润影明显减少,肺一氧化碳弥散量由治疗前的 54.23%±15.81%上升到 90.70%±17.95%,动脉血氧分压由治疗前的(6.95±0.98) kPa 上升到(10.52±0.73) kPa。灌洗液一般采用无菌温生理盐水。每次灌洗时,分段灌洗一侧肺,每一肺段或亚段每次灌入温生理盐水100~200 mL,停留数秒钟后,以适当负压将液体吸出,然后反复进行2~3 次,再进行下一肺段灌洗。全肺灌洗液总量可达 2 000~4 000 mL。每次灌洗前应局部给予少量 2% 利多卡因以减轻刺激性咳嗽,吸引时可拍打肺部或鼓励患者咳嗽,以利于液体咳出。由于整个灌洗过程较长,可给予患者鼻导管吸氧。灌洗后肺部常有少量细湿啰音,第 2 天常可自动消失。必要时可适当使用口服抗生素,以预防感染。经纤维支气管镜分段支气管肺泡灌洗与全肺灌洗相比,前者对肺泡蛋白沉积物的清除不及后者,因而常需反复多次灌洗。

(四)GM-CSF 疗法

到目前为止 GM-CSF 治疗 iPAP 例数最多的一组报道来源于美国克利夫兰临床医院,他们于 2004 年应用重组人 GM-CSF 对 25 例 iPAP 患者进行了治疗研究,有 21 例完成了治疗方案。结果显示:9 例(43%)无效,12 例(57%)有效。在有效组,所有患者胸片评分均有改善,肺总量(TLC)平均增加了 0.9 L,一氧化碳弥散量(DLco)平均提高了 5 mL/(min·mmHg),平均肺泡-动脉氧分压差降低了 2.7 kPa(20 mmHg),在 5 μg/(kg·d)皮下注射剂量下,GM-CSF 疗法总体耐受良好,局部红斑和硬结的发生率为 36%,一例出现了嗜中性粒细胞减少,但停药后嗜中性粒细胞数天恢复。没有使用 GM-CSF 出现迟发性反应报道。

综合国外现有资料,GM-CSF 治疗 iPAP 总有效率为 50% 左右,并且存在着剂量递增现象(有些患者需要在加大剂量情况下,才能取得临床疗效),剂量从 5 μg/(kg·d)到 18 μg/(kg·d)不等,疗程 3 到 12 个月。有个别报道应用 GM-CSF 吸入治疗 iPAP 的案例。

虽然 GM-CSF 治疗 iPAP 取得了一定的疗效,但仍然有一些重要的问题,如 GM-CSF 的合适剂量是多少、疗程多长、GM-CSF 剂量与抗体的滴度有何相关性,以及给予 GM-CSF 的途径等没有解决,故这种新疗法的疗效尚需更多临床试验证实。

(五)血浆置换

血浆置换可以去除血液中各种分子,包括抗体、冷球蛋白、免疫复合物,因此该方法被用在自身免疫性疾病的治疗。iPAP 患者由于体内存在 GM-CSF 抗体,理论上说,可以进行血浆置换。目前仅有 1 例报道,iPAP 患者应用血浆置换后抗体滴度从 1:6 400 下降到 1:400,同时伴随着胸部影像学和氧合的改善。如果今后有更多的临床病例证实该方法有效,将为 iPAP 的治疗提供另一条途径。

(六)基因治疗

由于肺泡蛋白沉着症可能与 *SP-B* 基因突变、GM-CSF 表达低下以及 GM-

CSF/IL-3/IL-5 受体 β 链缺陷等有关,因而存在着基因治疗的可能性。目前已有学者将正常 *SP-B* 基因、*GM-CSF* 基因通过病毒载体转入动物体内,并且成功表达,今后能否用于临床治疗尚需进一步研究。

八、预后

20%～25%的肺泡蛋白沉着症患者可以自行缓解,大部分患者需要进行治疗。肺泡灌洗使肺泡蛋白沉着症患者的预后有了明显改善。有 60%的患者经灌洗治疗后,病情可以改善或痊愈。有少数患者尽管反复灌洗,病情仍呈进行性发展,最终可发展为肺间质纤维化。影响肺泡蛋白沉着症预后的另一重要因素是肺部继发感染,由于肺泡蛋白沉着症患者肺泡巨噬细胞功能障碍、肺泡表面活性物质异常导致下呼吸道防御功能降低以及肺泡腔内蛋白样物质沉积易于细菌生长等因素共同存在,使得肺泡蛋白沉着症患者发生肺部感染,尤其是机会感染的概率大大增加,是导致死亡的重要因素。

第五节　肺淋巴管平滑肌瘤病

一、定义

淋巴管肌瘤病(LAM)是一种主要发生于育龄期女性的罕见的肺部疾病。LAM 以慢性进展的双肺弥散性囊性病变为特征,其病理基础是异常增生的平滑肌样细胞和肺部囊性病变。LAM 的主要患病群体是年轻女性,平均诊断年龄为30～40 岁,早期症状轻微,逐渐出现活动后呼吸困难,病程中可以反复发生气胸和乳糜胸,常合并肾脏血管肌脂瘤(AML)等肺外表现,随着疾病的进展和肺功能的恶化,后期发展到呼吸衰竭,有适应证的患者需要接受肺移植治疗。

二、病因

LAM 以不典型平滑肌样细胞的过度增生为特征,病因不明。由于 LAM 发生于育龄期女性,推测其与雌激素有一定的关系。近年来发现 LAM 的病变组织中 *TSC2* 基因突变,导致其下游蛋白哺乳类西罗莫司靶蛋白(mTOR)异常活化,导致平滑肌样细胞的过度增生。除了散发的 LAM,LAM 也见于结节性硬化症(TSC)的女性患者。TSC 为遗传性疾病,*TSC1* 或 *TSC2* 基因突变,在其成年女性中,1/3可以检测到肺部LAM病变。

三、高危人群筛查

(1)女性气胸患者。对于女性患者在第一次发生自发性气胸时,需要检查肺部HRCT。

(2)TSC成年女性患者,不管是否有症状,肺部HRCT应该作为基本筛查项目。

(3)弥散性肺部囊性病变。

(4)原因不明的呼吸困难,有不少患者长期被诊断为哮喘或COPD。

(5)肺外病变,如肾AML、血管周上皮细胞样细胞瘤等,需要筛查肺部是否有受累。

四、诊断

(1)病史:LAM几乎均发生于育龄期女性,偶尔也发生于绝经后妇女,男性病例极其罕见。平均诊断年龄为30~40岁。LAM起病隐匿,呼吸道症状无特征性,由于肺功能受损,在临床出现症状前可能已有活动耐力下降的表现,随疾病发展,呼吸困难症状出现并进行性加重。

(2)LAM常见的肺部并发症为自发性气胸和乳糜胸,气胸和乳糜胸常为LAM的首发症状,并可反复发生。其他症状有咳嗽、咯血、咳乳糜样痰液和胸痛等。

(3)LAM的肺外表现无特异性,也可伴有腹胀和腹痛等。腹部和盆腔CT检查可发现淋巴结肿大、腹膜后淋巴管肌瘤,部分病例可出现乳糜腹水。半数以上患者有血管肌脂瘤,主要发生于肾脏,有时出现于肝和胰腺等部位。

(4)影像学检查:如无气胸和乳糜胸,胸部X线表现为透亮度增高,也可有网状结节影和毛玻璃样改变。胸部HRCT的典型表现为双肺弥散性薄壁囊性改变。直径在数毫米至数厘米。其他改变有气胸、乳糜胸、淋巴结肿大及心包积液等。

(5)肺功能检查:初期肺功能检查正常,逐渐出现阻塞性或混合性通气障碍,残气量增加,弥散功能下降。动脉血气分析提示低氧血症。

(6)血清血管内皮细胞增长因子-D(VEGF-D)检查:具有较高的诊断敏感性和特异性。

(7)病理学检查:LAM诊断的金标准。获取病理标本的途径有经支气管镜肺活检及手术肺活检(小开胸或胸腔镜下肺活检)。

五、诊断标准和鉴别诊断

(1)临床确诊标准。①具有特征性的肺 HRCT 表现,同时具有以下之一:符合临床诊断或病理诊断标准的肾血管肌脂瘤;结节性硬化症;乳糜胸;乳糜腹水;符合病理诊断标准的腹部淋巴管平滑肌瘤或淋巴结受累;或血清 VEGF-D>800 pg/mL。②具有特征性或符合性的肺 HRCT 表现,肺活检符合 LAM 病理诊断标准,如果为经支气管肺活检,需符合 HMB45 阳性。

(2)拟诊 LAM。①具有特征性的肺 HRCT 表现和符合 LAM 的临床病史。②具有符合性的肺 HRCT 表现,同时具有以下任何一项:肾血管肌脂瘤或胸腔或腹腔乳糜积液。

(3)仅具有特征性或符合性的肺 HRCT 表现,而缺乏其他证据,可列为 LAM 疑诊。

LAM 主要表现为气胸、乳糜胸和双肺弥散性囊性改变。在鉴别诊断方面需要与一些疾病相鉴别,如肺气肿、特发性肺间质纤维化(蜂窝肺)、结缔组织病相关肺疾病(如干燥综合征)、囊性支气管扩张、Ⅳ期结节病、肺朗格汉斯细胞组织细胞增生症等。

六、治疗

(一)一般建议

均衡营养,保持正常体重,避免吸烟;注射流感疫苗和肺炎球菌疫苗减少肺部感染的发生;LAM 患者通常可以安全进行飞机旅行,除非病情较重或近期内有气胸;避免妊娠。

(二)呼吸困难的治疗

支气管扩张剂;氧疗;对于呼吸困难严重的患者应详细评估导致呼吸困难的原因,纠正可以治疗的问题,如支气管痉挛、合并的肺部感染、肺动脉高压,以及气胸和乳糜胸的并发症。

(三)并发症的处理

LAM 患者在首次诊断时应被告知气胸和乳糜胸的发生风险、临床表现以及发生时的自我处理措施。

1.气胸

由于 LAM 患者的气胸很容易复发,在第一次发生气胸时就应考虑胸膜粘连术。

2.乳糜胸

患者可给予无脂饮食,同时补充中链三酰甘油。乳糜胸如果有手术治疗的指征,需在术前评估患者的淋巴循环系统、明确渗漏部位和淋巴管受损状况,再采取相应的治疗,以避免盲目的胸导管结扎术。

3.血管肌脂瘤

直径如果>4 cm,自发出血的风险增加,应考虑栓塞治疗或保留肾单位手术切除。

(四)mTOR 抑制剂

LAM 在病情快速进展而缺乏其他有效治疗手段时,可考虑试用西罗莫司治疗,治疗过程中需监测西罗莫司药物浓度(5~15 ng/mL)。治疗过程中需要密切观察不良反应和治疗效果,以确定个体化的治疗方案。

(五)黄体酮

LAM 患者不应该常规使用口服或肌内注射黄体酮。在肺功能或症状迅速恶化的患者,可考虑试用肌内注射黄体酮。在使用过程中应该得到定期肺功能和症状评估,治疗 12 个月无效者应该停药。黄体酮以外的抗雌激素治疗不推荐使用。

(六)肺移植

随着我国肺移植工作的日趋成熟,肺移植成为重症 LAM 的一个治疗选择。LAM 患者肺移植后的5 年存活率约为 65%。与单肺移植相比,双肺移植患者术后肺功能更好,同时并发症也要少一些,但选择单肺还是双肺移植不影响生存率。肺移植后偶见移植肺 LAM 复发,但常无症状,因此不需要常规监测是否有LAM 复发。

第五章

呼吸系统常见肉芽肿疾病

第一节　浆细胞肉芽肿

浆细胞肉芽肿是炎性假瘤的一种,是一种炎症性肉芽肿。

一、病因和病理

发生原因不明,伴有明显感染症状的也有,但更多的是没有明显的临床炎症表现。考虑是浸润的浆细胞,淋巴细胞和组织细胞在炎症过程中有免疫反应与炎症的修复而形成的。以前根据瘤内所含细胞的种类及多少不同而又称为组织细胞瘤、黄色瘤、纤维黄色瘤、浆细胞瘤等。

二、临床表现

从一学者收集的 181 例看,发病年龄 1～73 岁,平均 29.5 岁,比恶性肿瘤年轻,男女各半。日本 64 例的发病年龄是 5～71 岁,平均 40.2 岁,男性 45 例,女性 19 例,男性明显更多。在肺的发生部位,左右没有明显差别。其症状有咳嗽、咳痰、发热、胸痛、咯血等,约半数病例有这些症状,另半数没有症状,多为体检发现。

胸片多表现为边缘清晰的单发性均匀球状阴影,但也有与恶性肿块相似的毛刺和胸膜牵引征的,也有呈浸润样影的。肿块内也有钙化或空洞的。尚未见有胸腔积液的报告。

少见的也有,有学者报告 1 例 11 个月间发展为 2 cm 大小肿块。还有报告 6 个月间迅速长大且有血痰的,呈浸润影及广泛的病例,也有在部分切除后 1 个月或 5 年自然消退的。

三、实验室检查

血白细胞上升、血沉升高。CRP阳性的病例只是少数。从免疫学检查看，淋巴细胞亚群，PHA幼化率、NK活性均无异常，只见IL-2水平低。

四、诊断

经支气管肺活检往往因标本小，难以诊断。因此，常需要开胸肺活检或胸腔镜下活检才能确诊。

五、治疗

(一)轻中度患者

单独口服免疫抑制剂，首选烷化剂。

1.苯丁酸氮芥

苯丁酸氮芥对淋巴细胞有较高的选择性抑制作用，口服3～6 mg/d，早饭前1小时或晚饭后2小时服用，持续至出现疗效后1周开始减量，这一过程需要1～3个月，总量为350～500 mg。

2.硫唑嘌呤

硫唑嘌呤通常不作为首选用药，患者不能耐受苯丁酸氮芥或者单纯肾上腺皮质激素不能控制病情时应用。口服1～4 mg/(kg·d)，连用1～3个月后改为维持量0.5～2 mg/(kg·d)。

(二)中重度患者

需要免疫抑制剂和肾上腺皮质激素联合应用。

1.环磷酰胺

口服1～2 mg/(kg·d)，应用3～6个月。病情缓解后仍应维持治疗满1年，剂量递减，每2～3个月减25 mg。

2.肾上腺皮质激素

泼尼松口服1～2 mg/(kg·d)，见效后逐渐减量，至6个月时减至10 mg/d。

3.维持治疗

对环磷酰胺不能耐受的患者维持治疗，可以改为硫唑嘌呤2 mg/(kg·d)和泼尼松5～10 mg/d联合应用，疗程6～12个月。

六、预后

尚未见恶性变的报告。

第二节 肺嗜酸性肉芽肿

一、定义及概况

1953 年 Lichtenstein 把一组单核-巨噬细胞系统疾病(包括骨嗜酸细胞肉芽肿、汉-许-克病、累-赛病)统一命名为组织细胞增多病 X,以 X 表示病因不明。这三种疾病的组织病理方面相同,主要为组织细胞浸润,而临床表现有很大差异。

肺嗜酸性肉芽肿又称为原发性肺组织细胞增多症 X。如同时有骨病变或发展过程中出现骨病变,则不应列入原发性。故原发性肺组织细胞增多症 X 是指局限于肺部的病变,多发生在 20~40 岁,为成人型。

二、病因

此病的病因不明,但可能与下列因素有关,在诊断上要给予注意。研究认为约有 93.4%患者吸烟,因此认为该病与吸烟关系密切;此外可能与感染、免疫反应有关。

三、病理

病肺大体标本可见不规则结节播散于肺的周边,呈灰白色或黄色,直径<20 mm,结节剖面有空腔形成。

显微镜下肺组织随病变程度而异。早期肉芽肿为细胞性,以组织细胞、巨噬细胞、嗜酸性细胞和淋巴细胞,沿肺泡间隔浸润蔓延,呈星状肉芽肿,主要局限在支气管周围,管壁增厚;进而因闭塞性细支气管炎导致开放性的支气管显著减少。肺泡腔内亦填充了大量的组织细胞、巨噬细胞和淋巴细胞,类似脱屑性间质肺炎的表现。其中具有诊断特征的细胞是含有细致皱褶或锯齿状核仁的胞浆嗜酸性的细胞。

肺血管呈不同程度的肉芽肿反应,轻者仅表现为少量的内膜增殖,严重明显的病灶浸润,可引起小动静脉闭塞,使开放的血管腔广泛丢失,肺组织坏死,囊性改变,继而发生肺心病。

肺嗜酸性肉芽肿的炎症和纤维化的不同时期,均可出现大量的星状结节,纤维化牵缩引起的肺气肿和蜂窝肿,星状瘢痕具有诊断意义。

电镜可见组织细胞呈网球拍样的 X 小体,X 小体并非肺嗜酸性肉芽肿的特异表现,但是,结合临床症状与病理特征的综合分析,有助于嗜酸性肉芽肿的诊断。

四、临床表现

本病好发于 20～40 岁年龄的人,男性多于女性(男∶女为 5∶1)。但也有老年人原发性肺组织细胞增多症 X 的报告。常见的胸部症状为咳嗽、咳脓性痰、气急,可伴有咯血,14％的患者可发生自发性气胸。晚期有呼吸困难、发绀、肺动脉高压、肺心病体征,偶有杵状指、全身症状有发热、消瘦、乏力等。

五、诊断

(一)X 线改变

典型表现为两肺弥漫分布的网状阴影(82％),结节阴影(76％),空腔阴影(55％)。早期在炎症细胞浸润期可表现绒毛状阴影;中期两肺弥漫性结节性或网状结节性阴影,病变以两肺的上、中野为明显,两侧肋膈角很少受累,病变可以一侧肺或双肺。晚期两肺呈粗大的条索状阴影,有明显的囊泡形成,最后变为"蜂窝肺",偶尔表现为肺不张,伴有空洞的结节或肿块,可并发胸腔积液或肺门淋巴结肿大。

(二)CT 及高分辨 CT

CT 片比 X 线片更能显示空腔及小结节阴影,而其为肺嗜酸性肉芽肿主要及特征性表现,具有较大的诊断价值。高分辨 CT 的结果还反映了组织病理学改变,肺组织细胞增多病 X 的特征是不同病变期的囊性和结节性改变同时存在,与平片相比,高分辨 CT 能证实 5 mm 以下的结节更有价值,胸片因叠加效应呈现网状结节或气肿样改变,而高分辨 CT 呈现囊状阴影。

(三)肺功能

病变早期,肺容量缩小,弥散功能降低,肺顺应性降低。晚期病变,囊性纤维化,蜂窝肺发生,可出现阻塞性通气功能障碍。

六、鉴别诊断

(一)肺结节病

本病应首先与具有弥漫性结节类型的肺结节病相鉴别,其相似处较多,两者的呼吸道症状与全身症状都十分轻微或无症状,往往于体格检查拍 X 线胸片时发现,发展比较缓慢,早期两者都有自行缓解或痊愈的可能。两者虽为弥漫性阴影,但肺体积都不缩小。本病胸部 X 线阴影分布较均匀,结节病以中上肺病变明显,且绝大多数伴两侧对称性肺门淋巴结肿大,其他脏器常同时受累。实验室检查有血清蛋白、球蛋白倒置,γ-球蛋白升高,血管紧张素转换酶阳性,如有皮肤和浅表淋巴结受累,活检即可诊断。而前者病变局限于肺部,没有阳性实验结果,必须依靠支气管肺泡灌洗或肺活检才能确诊。

(二)特发性肺间质纤维化

虽然两者都为局限性肺部病变,但临床症状与预后迥然不同。两者虽有弥漫性阴影,但前者早期为小点,片状阴影混杂,分布比较均匀,纤维化程度较轻,肺体积无明显缩小,而特发性肺间质纤维化阴影首先出现在中下肺野外带,病变集中在中下肺,使下肺缩小,肺门下降并向纵隔靠拢,病变持续加重,晚期形成蜂窝肺,肺体积明显缩小,膈肌上抬。此外,临床症状亦有巨大差别,前者症状轻微,有自愈倾向;而后者持续恶化,自起病早期即出现进行性加重的运动性呼吸困难,可出现杵状指,肺部常听到细撕裂音。皮质激素虽有一定疗效,亦多限于临床症状的好转,两者实验室检查皆无阳性改变,故诊断都依靠肺活检。

(三)慢性外源性过敏性肺泡炎

慢性外源性过敏性肺泡炎是由于长期小量有机尘埃的吸入刺激所引起,此病往往仅有轻微咳嗽,于劳动后出现轻微的呼吸困难,少数无呼吸道症状,并无急性期的典型症状,脱离接触尘埃抗原后,于数月内呼吸道症状逐渐消退,因此常不引起患者重视,胸部 X 线检查可见散在的弥漫性结节阴影,分布较均匀,两者有不少相似之处,但后者必须有长期接触变应原的历史,再次接触病情可复发。

(四)弥漫性肺泡细胞癌

此病早期症状很轻微,随病情发展出现咳嗽、呼吸困难,并逐渐加重不能缓解,少数患者咳大量白色泡沫痰,每天多达 200 mL。胸部 X 线阴影早期可发生在一侧肺,然后逐渐向对侧发展。而原发性肺组织细胞增多症 X 线开始即为对称性阴影,其 X 线阴影虽增多,而呼吸道症状仍十分轻微。肺泡细胞癌痰中可找到癌细胞,两者均可通过肺泡灌洗找到癌细胞或组织细胞(X 细胞),必要时需经肺活检。

七、治疗

本病治疗较好的药物为皮质激素,早期应用可取得良好的效果。泼尼松常规用量基本与特发性肺间质纤维化相似,开始 30 mg/d,可以顿服,或分 3 次口服。视病情及 X 线阴影吸收的情况,可逐渐减量,其维持量在 7.5 mg/d 左右,疗程 1～2 年。通过治疗,特别早期病变,应用激素后,可促使肺部病变吸收,防止肺间质纤维化。但病变的中、晚期疗效并不理想。对激素治疗无效后,应用青霉胺可使部分患者呼吸功能及其症状得以改善。雷公藤有抗炎及免疫抑制作用,部分患者也可应用。胸腺浸出液对伴免疫功能低下者有效。在疾病进展期也有部分患者应用细胞毒药物,如环磷酰胺、苯丁酸氮芥。局部病灶放射治疗可延缓病情。

此病多数预后良好,其中有部分患者不经任何治疗即能自行缓解。经过治疗部分患者可获得痊愈,部分患者可吸收好转,治疗可防止病情继续恶化。也有部分患者逐渐向弥漫性肺间质纤维化发展致呼吸衰竭,最后死于呼吸衰竭。

第三节　淋巴瘤样肉芽肿

淋巴瘤样肉芽肿(LYG)是一种罕见的肺部疾病,绝大多数(超过 90%)患者有肺受累,其次为皮肤和神经系统,死亡率较高。有学者于 1972 年首先描述,开始因其兼有 Wegener 肉芽肿和淋巴瘤的临床和病理学特征,难以确定是变异性韦氏肉芽肿还是淋巴瘤,故称其为淋巴瘤样肉芽肿。近 40 年的广泛研究,目前认为 LYG 是由 EBV 阳性 B 细胞混合数量不等的反应性 T 细胞组成的血管中心和血管破坏性淋巴组织增生性疾病。另外无论其组织学形态、侵袭性还是疗效预后都具有良恶渐变的特点,部分已经为 B 细胞淋巴瘤。在 2008 年版的 WHO 关于淋巴造血组织的肿瘤的分类中,把 LYG 归属为 B 细胞淋巴瘤。

一、病因和发病机制

LYG 至今病因不明,其发病与免疫功能抑制、先天性或后天性免疫功能不全有关。即抑制性 T 细胞功能障碍,促使 B 细胞过度增生所致。器官移植、HIV 感染、X-淋巴增殖综合征、原发性免疫功能缺陷者患此病的风险均较常人高。可能是因为先天或后天的细胞免疫功能缺陷导致对 EBV 的免疫监控能力下降,机体不能完全清除 EBV 感染的 B 细胞,其基因编码一系列产物如抗细胞凋亡分子、细胞因子、细胞转录因子,并加强 EBV 的感染及细胞的增殖和转录,致使 B 细胞能在有活性的 T 细胞及其他反应性细胞伴随下无限制的克隆。

二、临床表现

LYG 的年龄范围是 2.5～85 岁,发病年龄多为 34～48 岁。男性多见,男女患病比例为 2：1。根据影像学和病理学的提示,LYG 最常累及的是肺(超过90％),但仅 67％有肺部表现,最常见的症状为咳嗽和呼吸困难,胸痛及咯血也可发生。全身系统的症状包括发热、抑郁、体重下降、关节肌肉疼痛。

皮肤是 LYG 常见的累及部位(25％～50％)。有 10％～25％患者以皮肤损害为首发症状。有时可先于肺部受累 2～9 年出现。皮损表现为皮下结节、斑丘疹、红斑多见。血管损害时可见坏死的皮肤和溃疡形成。皮损可见于任何部位,但常见于臀部、大腿股部及下肢。修复过程伴有瘢痕和色素沉着。

神经系统受累主要是中枢神经系统,仅次于肺和皮肤的常见受累器官,主要症状为头痛、失语、共济失调、感觉异常、精神错乱等。周围神经系统也有受累。其他系统病变包括肝大、肝功能异常。少数人出现淋巴结肿大、脾大和腹水等。

三、辅助检查

(一)实验室检查

一般无特异发现,部分患者白细胞计数增多和贫血,血沉正常或增快。肝酶轻度升高。类风湿因子可阳性,免疫球蛋白 IgM 或 IgG 轻度升高。

(二)胸部 X 线检查

胸部 X 线检查是发现 LYG 的主要手段,但缺乏特异性改变,表现依病程而异。以双下肺周边多发的片状阴影、肿块影和结节影常见,沿支气管血管束和小叶间隔分布。

(三)胸部 CT 表现

可分为 4 种不同类型。

1.类肺炎型

类肺炎型表现为双肺大片状密度增高影,多位于两肺下野边缘模糊,病灶内可见支气管征象。

2.肿块型

肿块型表现为双肺多发大小不等的不规则肿块,边缘不光整、欠锐利,有分叶,无毛刺,可合并坏死、空洞。

3.结节型

结节型表现为双肺多发大小不等的结节影,以中下肺野多见、结节边缘欠锐利。

4.混合型

混合型表现为双肺大片状密度增高影及不规则肿块或大小不等的结节影。

四、病理学表现

(一)大体

大体为灰黄或灰粉色结节,中心可有坏死和空洞形成。

(二)镜下

淋巴瘤样肉芽肿病组织形态具有以下特点:血管中心性淋巴细胞浸润,细胞成分的多样性,不同程度的坏死。病变有显著的血管中心和血管破坏性的分布特点。主要累及肌性动、静脉,血管壁全层有较多淋巴细胞浸润,内膜显著增厚,管壁狭窄,甚至闭塞。除大片坏死区外,无灶状管壁的坏死和肌层的断裂在早期或较小的病灶,病变主要局限于血管壁,随着病变扩大,可累及血管周围的肺组织。淋巴瘤样肉芽肿病浸润的细胞呈现多样性,有较多小淋巴细胞,少许组织细胞、浆细胞和数量不等体积较大的不典型淋巴细胞。但一般无中性粒细胞和嗜酸性粒细胞。尽管称其为淋巴瘤样肉芽肿病,但病变中无明显上皮样细胞肉芽肿和多核组织细胞。

(三)免疫组织化学染色

淋巴瘤样肉芽肿病的小淋巴细胞大多数为 CD2、CD3、CD4、CD45 RO 阳性的 T 辅助淋巴细胞,少数为 CD8 阳性的 T 杀伤细胞和 CD56 阳性的自然杀伤细胞。不典型大淋巴细胞 CD20、CD79a 阳性的 B 细胞,部分病例显示轻链限制性和免疫球蛋白重链重排阳性。EBER(+)。

(四)组织分级

LYG 的预后与其病变中的不典型淋巴细胞的数目有关,数量越多,预后越差。据此提出根据不典型淋巴细胞数量而定的 3 级分级系统,近来 WHO 分类对 LYG 组织分级提供了特殊标准,主要根据原位 EBV 阳性细胞数目和大 B 淋巴细胞的比例。

1.1 级

细胞成分多样主要为小淋巴细胞、组织细胞、浆细胞,不典型大淋巴细胞数量稀少,小于 1%,可见 EBV RNA 阳性细胞(<5 个/HPF),无坏死或局灶性坏死,呈良性病程。

2.2 级

不典型大淋巴细胞数量增多,但呈散在分布,常见 EBV RNA 阳性细胞,为 5～20 个/HPF,为交界病程。

3.3 级

病变体积明显增大,不典型大淋巴细胞数量明显增多呈片状分布常有广泛的组织坏死,许多细胞可见 EBV RNA 阳性(>50 个/HPF)。组织学分级越高,预后越差。

通过基因重组技术证实,大多数 1 级病例为多克隆,而 2、3 级则多为单克隆免疫球蛋白。

五、诊断

本病的早期诊断困难,凡有肺部结节、皮肤损害、神经系统症状者应怀疑本病。影像学检查是发现及动态观察本病变化的主要手段,确诊需要依靠组织病理学检查。

如果呈现典型病理学特征,LYG 诊断不困难(CD20 阳性大 B 淋巴细胞和大量 CD3 阳性的小淋巴细胞的血管浸润、坏死,伴 EBV 感染的证据)。但如缺乏这些特征,诊断有一定困难,在疑难病例,病理诊断应结合临床以帮助确诊。

(一)主要诊断标准,必要条件

(1)混合的单核细胞浸润,包含大小不等的淋巴细胞,常有浆细胞和组织细胞,其呈结节状分布于肺实质和浸润血管壁。

(2)数量不等的 CD20 阳性大 B 淋巴细胞,形态不典型,其背景为 CD3 阳性的小淋巴细胞。

(二)次要诊断标准,支持条件

(1)不典型细胞浸润伴组织坏死。

(2)原位杂交显示 EBER(+)。

(3)影像显示肺内多发结节影,或皮肤、神经系统受累。

六、鉴别诊断

从病史、影像学特征以及组织形态的相似性,应与以下疾病相鉴别。

(1)包括淋巴瘤在内的多种淋巴增殖性疾病。

（2）坏死性肉芽性血管炎（Wegener 肉芽肿）。

（3）真菌或结核性肉芽肿。

（4）浆细胞性肉芽肿。

（5）器官移植或 MTX 导致的医源性免疫缺陷性淋巴增殖性疾病。

七、治疗

本病迄今尚无标准的治疗方案。单用糖皮质激素治疗效果差，多种药物联合效果较好。通常以大剂量的糖皮质激素加环磷酰胺为基础的联合化疗报道最多。现认为组织学分级 1、2 级且临床上无痛的病例推荐临床观察以及糖皮质激素治疗。1、2 级也可选择干扰素 α-2b。组织学 1、2 级但具有侵袭性的病例需单用或者联合化疗。强化治疗可用 R-CHOP 方案（利妥昔单抗、环磷酰胺、多柔比星、长春新碱、泼尼松）或者是 R-CVP 方案（利妥昔单抗加环磷酰胺、长春新碱、泼尼松）。组织学 3 级患者可按 EBV 阳性的大 B 细胞淋巴瘤治疗，一般可推荐用 R-CHOP 或类似的强化治疗方案。在联合化疗失败者，骨髓移植可一定程度的缓解病情和延长生存期。病变局限者可进行放疗或手术治疗，术后行全身系统化疗。

八、预后

本病预后个体差异较大，并且与组织分级密切相关。1、2 级患者生存期可以很长，尤其病变局限于肺内者。约 1/3 的 1 级和 2/3 的 2 级 LYG 患者进展为淋巴瘤，3 级均为淋巴瘤。部分患者在无任何治疗的情况下，病变自行消退。多数导致患者死亡，中位生存期为 2 年。死亡原因多为呼吸衰竭和咯血、中枢神经系统侵犯。

第四节　肉芽肿性血管炎

Wegener 肉芽肿（WG）是一种原因不明、累及全身多个系统的坏死性、肉芽肿性血管炎，属自身免疫性疾病。主要侵犯上、下呼吸道和肾脏。WG 通常以鼻黏膜和肺组织的局灶性肉芽肿性炎症为开始，继而进展为血管的弥漫性坏死性肉芽肿性炎症。临床常表现为鼻和鼻窦炎、肺部病变和进行性肾衰竭。可累及关节、眼、皮肤，亦可侵及眼、心脏、神经系统及耳等。WG 分为局限型和危重型，局限型常见,病变只限于上、下呼吸道,预后好。但实际上许多患者在其疾病过程中,终将累及到肾脏。危重型可表现为系统性血管炎,肾组织病理呈坏死性新月体肾小球肾炎,肺毛细血管炎及其伴随的临床综合征,多因急性肾衰竭而死亡。

一、流行病学

1931 年,有学者报道了 1 例以脉管炎和肉芽肿为病理特征,以破坏性鼻窦炎、多发肺脓肿和尿毒症为主要临床表现的病理,并命名为"结节性周围动脉炎的边界型"。1934—1935 年间,有学者先后观察到3 例临床过程疑是感染中毒性疾病、病变累及上呼吸道、肺脏和肾脏等多个器官的患者。1936 年 9 月,德国病理学会第 29 届会议上,有学者详细报告了这 3 例患者的病理特征,命名为"广泛性感染中毒性血管病"。1947 年,有学者描述了结节性周围动脉炎中这种特殊类型患者的病理改变,并首次命名为"Wegener 肉芽肿"。1948 年,有学者将Wegener 肉芽肿从结节性周围动脉炎中分离出来,确认 Wegener 肉芽肿是一个独立的疾病。1954 年,有学者报道了 7 例 Wegener 肉芽肿,在复习公开报道的22 例病例基础上,提出了诊断本病的三联征:呼吸道坏死性肉芽肿、广泛分布的局灶性坏死性血管炎、坏死和肉芽肿病变的肾小球肾炎。

该病从儿童到老年人均可发病,年龄范围 5～91 岁,但 30～50 岁是本病的高发年龄,平均年龄为41 岁。男性略多于女性,男女比例约 1.6：1.0。平均发病率为 0.4/10 万人,未经治疗的 WG 病死率高达 90％以上,经激素和免疫抑制剂治疗后,WG 的预后明显改善。

二、病因

WG 病因至今未明,目前认为 WG 的发病可能与下列因素有关。

(一)遗传因素

有研究表明 WG 患者表达人类白细胞抗原(HLA)-B50 和 B55,以及 DR1、DR2、DR4、DR8、DR9 和 DQ7 的频率明显增加,而表达 HLA-DR3、DR6、DR13和 DRB1-13 的频率减少。遗传因素可能与 WG 有一定关系。

(二)感染因素

有学者发现 63％的 WG 患者鼻腔内长期携带金黄色葡萄球菌,而且携带金黄色葡萄球菌的患者 WG 复发率明显高于鼻腔金黄色葡萄球菌阴性的患者。但由于不能直接在病变部位找到病原体,认为感染因素在 WG 发病中的作用不是直接病因,可能是 WG 发病的促发因素。

(三)免疫因素

多数 WG 患者的自身免疫抗体中抗中性粒细胞胞质抗体(ANCA)阳性,且糖皮质激素和细胞毒性药物等免疫抑制剂治疗有效,因而认为该病的发生与免疫功能紊乱有关。

三、发病机制

WG 可能的发病机制如下:感染或其他原因等因素激活淋巴细胞释放淋巴因子,如肿瘤坏死因子(TNF)、白介素(IL)-1、IL-2、IL-8、干扰素(IFN)等,淋巴因子作用于中性粒细胞,使中性粒细胞内的蛋白酶 3 和髓过氧化物酶(MPO)等转移到细胞表面。

诱导机体产生抗体(ANCA):①ANCA 活化中性粒细胞,使后者释放蛋白酶 3 和 MPO 及其他氧自由基。蛋白酶 3 能降解细胞外基质蛋白,如弹性蛋白、纤连蛋白、Ⅵ型胶原、层连蛋白等;MPO 可以催化过氧化氢(H_2O_2),产生超氧阴离子。上述过程循环放大,最终结果是损伤血管内皮,引起血管炎。②血管内皮细胞在特定条件下,也可合成蛋白酶 3,ANCA 直接与内皮细胞结合,导致内皮细胞功能失调或溶解。③活化中性粒细胞表面的抗原蛋白酶 3 和 MPO 等带有阳电荷,可吸附于带有阴电荷的血管内皮如肾小球基底膜。ANCA 与蛋白酶 3 结合后,一方面可在肾脏局部形成免疫复合物,激活补体,引起组织损伤;另一方面促进溶酶体酶释放,对细胞本身广泛溶解引起严重而持久的损伤。④ANCA 可抑制对活化中性粒细胞释放毒性产物的中和反应,加重细胞损害。

四、病理

典型 WG 受累器官的基本病理改变有三种:①小、中等口径动静脉的坏死性血管炎;②坏死性肉芽肿;③炎症细胞浸润。炎症细胞以中性粒细胞、淋巴细胞、单核细胞为主,嗜酸性粒细胞较少。炎症细胞浸润最常见,见于所有病例;坏死性血管炎或肉芽肿见于 90%～95% 的病例。不同的病例中,三种病理改变可以呈现不同组合,即可以表现为其中任两种病理改变或三种病理改变同时存在。

(一)上呼吸道

可以侵犯鼻、鼻旁窦、喉、咽、口腔、耳,眼眶也可受累。病变初期为鼻旁窦黏膜增厚、鼻甲肥大、鼻旁窦软组织增生,随病情发展,可以出现坏死性溃疡和骨质破坏,少数病例鼻中隔穿孔。病理改变可见血管炎、肉芽肿或炎症细胞浸润。

(二)支气管和肺

病变可以侵犯支气管壁、支气管黏膜,也可以侵犯肺实质。可见 WG 的三种基本病理改变中两种或三种病理改变同时存在。

(三)肾脏

肾脏的主要病理变化是局灶性、坏死性、节段性肾小球肾炎,呈急进性、新月体形成肾小球肾炎改变。肉芽肿少见。

五、临床表现

WG 可累及多个系统,起病可急可缓,临床表现呈多样性。典型的 WG 有三联征:上呼吸道、下呼吸道和肾脏病变。

(一)一般症状

病初症状包括发热、疲劳、抑郁、食欲缺乏、体重下降、关节痛、盗汗、尿色改变和虚弱。其中发热最常见。

(二)上呼吸道症状

大部分患者以上呼吸道病变为首发症状。通常表现是持续地流清涕或脓涕,且不断加重。有时有上呼吸道的阻塞和疼痛症状,也可伴有鼻黏膜溃疡和结痂,鼻出血、唾液中带血丝。严重者可出现鼻中隔穿孔,鼻骨破坏,出现鞍鼻。咽鼓管的阻塞能引发中耳炎,导致听力减退或听力丧失。部分患者可因声门下狭窄出现声音嘶哑及呼吸喘鸣。

(三)下呼吸道症状

肺部受累是 WG 基本特征之一。约 50% 的患者在起病时即有肺部表现,80% 以上的患者将在整个病程中出现肺部病变。

胸闷、气短、咳嗽、咯血以及胸痛是最常见的症状,可出现胸腔积液及肺内阴影。约 1/3 的患者肺部影像学检查有肺内阴影,但无临床症状。严重者可发生弥漫性肺泡出血,出现呼吸困难和呼吸衰竭。查体可有叩诊浊音、呼吸音降低以及湿啰音等体征。

(四)肾脏损害

大部分病例有肾脏病变,出现蛋白尿,红、白细胞及管型尿,严重者伴有高血压和肾病综合征,导致肾衰竭,是 WG 的重要死因之一。无肾脏受累者称为局限型 WG,应警惕部分患者在起病时无肾脏病变,随病情进展可逐渐发展至肾小球肾炎。

(五)眼部受累

眼受累的最高比例可至 50％以上，约 15％的患者为首发症状。WG 可累及眼的任何区域，表现为眼球突出、视神经及眼肌损伤、结膜炎、角膜溃疡、巩膜外层炎、虹膜炎、视网膜血管炎、视力障碍等。

(六)皮肤黏膜表现

多数患者有皮肤黏膜损伤，表现为下肢可触性紫癜、多形红斑、斑疹、瘀点（斑）、丘疹、皮下结节、坏死性溃疡形成以及浅表皮肤糜烂等。皮肤紫癜最为常见。

(七)神经系统表现

很少有 WG 患者以神经系统病变为首发症状。约 1/3 的患者在病程中出现神经系统病变。以外周神经病变为常见，多发性单神经炎是主要的病变类型，临床表现为对称性的末梢神经病变。肌电图以及神经传导检查有助于外周神经病变的诊断。少部分患者出现癫痫或精神异常。

(八)关节病变

关节病变在 WG 中较为常见，发病时约 30％的患者有关节病变，约 70％患者病程中可有关节受累。多数表现为关节疼痛以及肌痛，1/3 的患者可出现对称性或非对称性以及游走性关节炎（可为单关节或多关节的肿胀和疼痛）。

(九)其他

WG 也可累及心脏而出现心包炎、心肌炎。胃肠道受累时可出现腹痛、腹泻以及消化道出血；罕见病例以急性胰腺炎为首发症状。尸检时可发现脾受损（包括坏死、血管炎以及肉芽肿形成）。泌尿生殖系统（不包括肾脏）如膀胱炎、睾丸炎、附睾炎等受累较少见。

六、实验室和其他检查

(一)影像学检查

上呼吸道影像学检查可见鼻旁窦黏膜增厚、鼻旁窦骨质破坏等改变。胸部影像学表现多种多样，典型的 WG 表现为两肺多发、大小不等的结节状影，以两下肺多见。肺结节大小多在 2～10 cm，多分布在支气管血管周围，结节外缘不规则，有时在结节与肺门之间可见"滋养血管"影、长毛刺征和胸膜牵拉征。约

50％的患者可以发现有厚壁空洞,洞壁内缘不规则,极少有液平和钙化。少部分患者可见弥漫性粟粒样表现或弥漫性磨玻璃影。

(二)肺功能检查

因为支气管内膜受累以及瘢痕形成,55％以上的患者在肺功能检测时可出现阻塞性通气功能障碍,另有30％～40％的患者可出现限制性通气功能障碍以及弥散功能障碍。

(三)纤维支气管镜检查

纤维支气管镜检查主要是用于发现气道内病变,包括声门下狭窄和溃疡性气管-支气管炎。由于WG病变分布常为局灶性,而且纤维支气管镜下经支气管肺活检所获组织标本量小,所以肺活检意义有限。

(四)组织活检

活体组织病理检查是诊断WG的主要措施。WG的主要组织学特点是血管炎、肉芽肿和坏死。其典型的血管炎改变为累及小、中动脉的坏死性或肉芽肿型血管炎;有时有血管阻塞或血管腔内血栓形成;少见的表现有小动脉、静脉、毛细血管中性粒细胞浸润和管壁破坏。上呼吸道活体组织病理检查创伤性相对较小,常作为首选,但阳性率较低:具有血管炎和肉芽肿2项病变者21％～23％,具有血管炎、肉芽肿、坏死3项病变者16％。肺活体组织病理检查室诊断WG阳性率较高。纤维支气管镜下经支气管肺活体组织病理检查虽然创伤小,但阳性率仅7％左右;开胸肺活检阳性率可达91％,其缺点是创伤性较大;电视辅助胸腔镜外科肺活检也可获得较高阳性率。肾脏活检主要用于除外其他肾脏疾病。肾脏活检主要病变为80％的患者呈节段性坏死性肾小球炎,仅8％的患者可以发现血管炎改变。皮肤活检可见到三种病理改变,即坏死性血管炎或白细胞碎片性血管炎、坏死性肉芽肿以及肉芽肿性血管炎。

(五)血液检查

少数患者红细胞和血红蛋白降低,白细胞和血小板增多。活动性WG患者可见血沉增快、C-反应蛋白增高,抗核抗体和类风湿因子阳性。所有这些改变都没有特异性。肾脏受累导致肾功能受损时,血肌酐、尿素氮升高,并可以发生水电解质紊乱和酸碱平衡失调。

(六)尿常规检查

所有WG患者都应进行尿液检查,以期发现肾脏受损情况。肾脏受累时可以有蛋白尿和(或)镜下血尿、细胞管型等。

七、诊断

对有典型上、下呼吸道和肾脏受损的"三联征"患者,诊断并不困难。如只有一个或两个部位累及时,常易误诊或漏诊。WG 的诊断时间平均为 5～15 个月。有报道显示 40％的诊断是在不到三个月的时间里得出的,10％可长达 5～15 年才被确诊。WG 早期诊断至关重要。无症状患者可通过血清学检查 ANCA 以及鼻旁窦和肺脏的影像学检查帮助诊断。皮肤、上呼吸道、肺及肾脏活检可提供诊断依据,病理显示纤维蛋白变性、血管壁有中性粒细胞浸润、局灶性坏死性血管炎,上、下呼吸道有坏死性肉芽肿形成,以及肾脏病理为局灶性、节段性、新月体性、坏死性肾小球肾炎,免疫荧光检测无或很少免疫球蛋白以及补体沉积。必要时可进行胸腔镜或开胸活检以提供诊断的病理依据。

八、鉴别诊断

WG 主要与以下几种疾病鉴别。

(一)显微镜下多血管炎(MPA)

1993 年以前将显微镜下多血管炎作为韦格纳肉芽肿的一个亚型,现认为显微镜下多血管炎为一独立的系统性血管炎,是一种主要累及小血管的系统性坏死性血管炎,可侵犯肾脏、皮肤和肺等脏器的小动脉、微动脉、毛细血管和小静脉。常表现为坏死性肾小球肾炎和肺毛细血管炎。累及肾脏时出现蛋白尿、镜下血尿和红细胞管型。ANCA 阳性是 MPA 的重要诊断依据,60％～80％为 p-ANCA阳性,胸部 X 线检查在早期可发现无特征性肺部浸润影或小片状浸润影,中晚期可出现肺间质纤维化。

(二)变应性肉芽肿性血管炎[Churg-Strauss 综合征(CSS)]

变应性肉芽肿性血管炎常有重度哮喘;肺和肺外脏器有中小动脉、静脉炎及坏死性肉芽肿;外周血嗜酸性粒细胞增高。WG 与 CSS 均可累及上呼吸道,但WG 常有上呼吸道溃疡,胸片显示肺内有结节、空洞形成,CSS 则不多见。WG病灶中很少有嗜酸性粒细胞浸润,周围血嗜酸性粒细胞增高不明显,也无哮喘发作。

(三)淋巴瘤样肉芽肿病

淋巴瘤样肉芽肿病系多形细胞浸润性血管炎和血管中心性坏死性肉芽肿病,病变浸润细胞多为小淋巴细胞、浆细胞、组织细胞等,主要累及肺、皮肤、神经系统及肾间质,不侵犯上呼吸道。

(四)肺出血-肾炎综合征

以肺出血和急进性肾小球肾炎为特征的综合征,常有抗肾小球基底膜抗体阳性,并由此引致弥漫性肺泡出血及肾小球肾炎综合征,临床突出表现为发热、咳嗽、咯血及肾炎改变,一般无其他血管炎征象。常缺乏上呼吸道病变,肾病理可见基底膜有免疫复合物沉积。

(五)复发性多软骨炎

以软骨受累为主要表现,临床表现可有鼻塌陷、听力障碍、气管狭窄等,一般均有耳郭受累,而无鼻旁窦受累。实验检查 ANCA 阴性,抗Ⅱ型胶原抗体阳性有助诊断。

九、治疗

未经治疗的 WG 患者的预后很差,90％以上的患者在两年内死亡,死因通常是呼吸衰竭和(或)肾衰竭。早期诊断、早期治疗,对预后有明显改善。通常治疗可分为 3 期,即诱导缓解、维持缓解以及控制复发。循证医学(EBM)显示糖皮质激素＋环磷酰胺(CTX)联合治疗有显著疗效,特别是累及肾脏以及具有严重呼吸系统疾病的患者,应作为首选治疗方案。

(一)糖皮质激素

活动期时泼尼松 $1.0\sim1.5$ mg/(kg·d),用 $4\sim6$ 周或病情缓解后减量并以小剂量维持。对严重病例如中枢神经系统血管炎、弥漫性肺泡出血、进行性肾衰竭,可冲击疗法;甲泼尼龙 1.0 g/d×3 天,第 4 天改口服泼尼松 $1.0\sim1.5$ mg/(kg·d),然后根据病情逐渐减量。

(二)免疫抑制剂

1.环磷酰胺

环磷酰胺为首选免疫抑制剂,每天口服 CTX $1.5\sim2$ mg/kg,也可用 CTX 200 mg,隔天一次。病情平稳时可用 1 mg/kg 维持。严重病例可给予 CTX 1.0 g 冲击治疗,每 $3\sim4$ 周一次,同时给予每天口服 CTX 100 mg。可使用一年或数年,撤药后患者可长期缓解。用药期间注意观察不良反应,如骨髓抑制等。研究显示,CTX 能显著改善 WG 患者的生存期,但不能完全控制肾脏等器官损害的进展。

2.硫唑嘌呤

硫唑嘌呤有抗炎和免疫抑制双重作用,有时可替代 CTX。用量为 $1\sim$

4 mg/(kg·d),总量不超过200 mg/d。需根据病情及个体差异而定。用药期间应监测不良反应。

3.甲氨蝶呤(MTX)

MTX 一般用量为 10～25 mg,一周一次,口服、肌内注射或静脉注射疗效相同,如 CTX 不能控制可合并使用 MTX。

4.环孢素(CsA)

作用机制为抑制 IL-2 合成,抑制 T 淋巴细胞活化。常用剂量为 3～5 mg/(kg·d),但免疫抑制作用也较弱。

(三)其他治疗

1.复方磺胺甲噁唑片

对于病变局限于上呼吸道以及用泼尼松和 CTX 控制病情者,可用复方磺胺甲噁唑片进行抗感染治疗(2～6 片/日),能预防复发,延长生存时间。特别具有预防卡氏肺囊虫感染作用。

2.生物制剂

新近研究发现 TNF-α 受体阻滞剂与泼尼松和(或)CTX 联合治疗能增加疗效,减少后者的毒副作用;有报道,对泼尼松和 CTX 治疗无效的患者可试用 TNF-α 受体阻滞剂,能收到理想的疗效。

3.血浆置换

对活动期或危重型病例,可用血浆置换治疗作为临时治疗。但需与激素及其他免疫抑制剂合用。

4.透析治疗

急性期患者如出现肾衰竭时需要透析治疗。

5.外科治疗

对于声门下狭窄、支气管狭窄等患者可以考虑外科治疗。

十、预后

WG 通过药物治疗,尤其是糖皮质激素加 CTX 联合治疗,以及严密的随诊,能诱导和维持长期的缓解。以往,未经治疗的 WG 平均生存期是 5 个月,82%的患者一年内死亡,90%多的患者两年内死亡。目前大部分患者在正确治疗下能维持长期缓解。影响预后的主要因素是难以控制的感染和不可逆的肾脏损害。早期诊断、早期治疗,力争在肾功能损害之前给予积极治疗,可明显改善预后。

第五节 肺变应性肉芽肿性血管炎

肺变应性肉芽肿性血管炎是一种以哮喘、过敏性鼻炎、嗜酸性粒细胞增多和全身性血管炎为特征的少见疾病。本病由病理学家 Churg 和 Strauss 于 1951 年首先报道,因此又称之为 Churg-Strauss 综合征。最初他们观察到 13 例哮喘患者在临床上均有发热、嗜酸性粒细胞增多和血管异常,结果仅 2 例存活,11 例死亡。这些病例都具有以下三项主要的组织学改变:①坏死性血管炎;②嗜酸性粒细胞组织浸润;③血管外肉芽肿。

一、流行病学

自 Churg 和 Strauss 的论文发表后,又有一些临床病例报道相继发表,但病例数较少。至 1988 年世界文献报道本病仅 142 例。20 世纪 90 年代后随着人们对本病的认识及诊断技术的不断提高,肺变应性肉芽肿性血管炎的发现率才逐渐提高。1995 年根据一些国家的流行病学研究估计本病的发病率在英国为 2.4/100 万、挪威 1.3/10 万、德国 1/100 万。国内文献已见有数例报道。本病的发病年龄 7～69 岁,首发症状为 20～40 岁,男性稍多。

二、病因和发病机制

肺变应性肉芽肿性血管炎的病因和发病机制尚不明确,有几种学说。60%的肺变应性肉芽肿性血管炎患者可检测到核周型抗中性粒细胞胞浆抗体(p-ANCA),其主要是抗髓过氧化物酶(MPO)。MPO-ANCAs 是如何参与肺变应性肉芽肿性血管炎发病的机制,以及其滴度与疾病活动的相关性尚不明确。MPO-ANCAs 也可在以下一些疾病中检测到:特发性新月体肾小球肾炎、结节性多动脉炎和显微镜下多动脉炎。有人提出抗 MPO 抗体免疫球蛋白的亚型 IgG1 和 IgG3 可能与中性粒细胞 MPOFc 受体交联,导致中性粒细胞活化并损伤内皮细胞。有学者描述了一位伴有新月体肾小球肾炎的肺变应性肉芽肿性血管炎的患者,其 MPO-ANCA 水平明显增高,在应用激素治疗后临床症状减轻,MPO-ANCA 水平也随之降低。

有学者研究了 16 例肺变应性肉芽肿性血管炎患者活动期和非活动期的血清学标记物。活动期患者的 ECP、sIL-2R 和可溶性血栓调节素相对于恢复期均明显增高。可溶性血栓调节素是内皮细胞损伤的主要标记,与 sIL-2R 紧密相关,缓解期 sIL-2R 增高(>1 000 U/mL)则与疾病复发有关。同样有学者描述了一位患者的血清 IL-5 水平与其肺变应性肉芽肿性血管炎活动相关。应用泼尼松治疗后嗜酸性粒细胞计数下降,临床症状改善,IL-5 水平恢复正常。因而提出 IL-5 可能作为催化剂参与了嗜酸性粒细胞的感染、迁移、浸润和脱颗粒。

也有学者提出免疫病理学机制。有学者研究了 96 名肺变应性肉芽肿性血管炎患者,脱敏(47%)、中断治疗(27%)及疫苗接种(13%)是血管炎的三个主要的触发因素。因此,建议不稳定和严重哮喘患者在接种和脱敏治疗时应严格注意。也有报道吸入抗原在肺变应性肉芽肿性血管炎的发病机制中的作用。有学者描述了一位患者,其三次肺变应性肉芽肿性血管炎发作均与鸽子接触有关,且其肺活检标本显示放线菌。另一报道,30%患者在变态反应低敏期后出现血管炎。有学者指出Ⅲ型超敏反应触发哮喘引起循环免疫复合物增加,后者不仅触发支气管受体而且可全身播散,导致血管炎的发生。尽管 IgE 增高非肺变应性肉芽肿性血管炎特有,但其明显与血管炎相关。在实验动物模型中,IgE 介导的血管活性胺释放加重了免疫复合物介导的血管炎。

对于药物诱导的肺变应性肉芽肿性血管炎缺乏统一的认识。个别报道其与雌激素替代治疗、可卡因、大环内酯类等药物的关系。也有报道肉芽肿性脉管炎和坏死性血管炎在应用别嘌呤醇、双克、卡马西平、苯妥英和奎宁时出现。

应用白三烯拮抗剂能否诱发肺变应性肉芽肿性血管炎尚存在争议。在扎鲁司特 1996 年批准上市后,一些文献报道该药可诱导哮喘患者发生肺变应性肉芽肿性血管炎。扎鲁司特、孟鲁司特、普仑司特通过受体拮抗作用阻断白三烯的效应。而 zileiuton 是通过抑制 5-脂氧化酶阻止白三烯的生物合成。尚不明确肺变应性肉芽肿性血管炎是白三烯拮抗剂的直接作用还是因同时口服激素减量未能抑制嗜酸性粒细胞性炎症所引起。

有学者描述了 8 名激素依赖性哮喘患者,均在糖皮质激素减量并首次应用扎鲁司特 3 天到 3 个月时出现肺变应性肉芽肿性血管炎。所有患者均在复用激素并停用扎鲁司特后好转。一种解释是对扎鲁司特的变态反应导致了血管炎症反应。然而,在一项 6 200 名哮喘患者参加的临床试验中,并无这种并发症报道。

有关在激素停药或减量过程中应用白三烯拮抗剂时出现肺变应性肉芽肿性血管炎发作的一些病例报道支持白三烯拮抗剂与肺变应性肉芽肿性血管炎可能存在因果关系。有学者报道了一位 53 岁的非激素依赖性哮喘女性患者,在其应用扎鲁司特治疗 2 个月内出现明显的肺变应性肉芽肿性血管炎发作。患者出现明显的关节痛、斑丘疹,在应用大剂量激素并终止扎鲁司特治疗 48 小时后嗜酸性粒细胞增多迅速缓解。有学者报道了两名非激素依赖性哮喘患者,在开始扎鲁司特治疗 5～8 月后出现典型的肺变应性肉芽肿性血管炎表现。有学者报道了一位 47 岁的非激素依赖性男性哮喘患者,在开始扎鲁司特治疗 1 个月后出现典型的斑丘疹、鼻窦炎、关节痛和嗜酸性粒细胞增多。在使用大剂量激素并停止扎鲁司特治疗后,病情明显改善。其在应用泼尼松治疗 5 个月后停用激素,但在停药后 1 周内再次出现嗜酸性粒细胞增多和肺浸润复发。

另一种解释这种因果关系的理论是激素撤药时可能未能掩盖潜在的基础嗜酸性粒细胞浸润异常。在伴有变态反应性气道疾病患者,激素减量或撤药即可引发潜在的炎症过程,白三烯拮抗剂可加重这一情况。有学者报道,在未使用任何白三烯拮抗剂治疗情况下,许多患者在激素应用 1 年后的减量过程中出现肺变应性肉芽肿性血管炎的表现。有学者报道了 4 名激素依赖性的哮喘患者在激素减量或中断治疗时出现肺变应性肉芽肿性血管炎发生,而这些患者均未使用白三烯受体拮抗剂。有学者认为,这些患者肺变应性肉芽肿性血管炎的症状完全或部分被激素治疗所抑制,虽然激素治疗的初衷是控制哮喘。也有学者报道了 7 名类似患者,伴有完全或部分的肺变应性肉芽肿性血管炎表现。也有人报道在中断吸入激素治疗,而未使用白三烯拮抗剂时,哮喘患者出现肺变应性肉芽肿性血管炎。

三、病理

肺变应性肉芽肿性血管炎的病理特点为嗜酸性粒细胞组织浸润、血管外肉芽肿和坏死性血管炎。各病理特征可单独出现或同时存在,且分布广泛,在许多器官均可发生。尽管中动脉也有累及,典型表现为坏死性血管炎引起的小动脉节段性损害。血管壁可见嗜酸性粒细胞、中性粒细胞、淋巴细胞和浆细胞浸润,常见有纤维素样坏死。肉芽肿可发生在心、肝、肺、肾和皮下等脏器,这种坏死性肉芽肿结节的特征是以变性的胶原、嗜酸性粒细胞为核心,周围有呈放射状排列的巨噬细胞及巨细胞。

四、临床表现

肺变应性肉芽肿性血管炎的临床表现根据血管炎累及的器官不同。其临床表现也不一,可分为呼吸道、肺部表现和肺外表现。肺变应性肉芽肿性血管炎患者常同时主诉发热、不适、食欲缺乏和体重减轻。有学者对 96 例肺变应性肉芽肿性血管炎患者进行回顾性研究表明,71% 的患者有快速明显的体重减轻,57%

的患者体温超过 38 ℃达 2 周以上。

肺变应性肉芽肿性血管炎的呼吸系统表现主要为,70％以上患者有过敏性鼻炎、鼻息肉、鼻窦炎和哮喘的临床表现,哮喘轻重程度与血管炎活动程度无关,哮喘可先于或与血管炎同时出现。70％以上患者有肺实质的损害,主要表现为浸润性肺病变,也可表现为结节病变、产生肺梗死和胸腔积液,胸腔积液中可见大量嗜酸性粒细胞。广泛的肺部浸润性病变也可能为弥漫性肺泡出血所致。

肺变应性肉芽肿性血管炎的肺外表现,即系统性血管炎累及全身各脏器的表现,其中以神经、肌肉及皮肤受损为最常见,占 80％以上,表现为多发性单神经炎、肌痛、肌萎缩、皮肤红斑、紫癜和皮下结节等。也可以有中枢神经系统受累表现包括惊厥、昏迷、恍惚和脑梗死。脑梗死是本病致残和致死的主要原因,其发生机制为脑血管炎、高血压、血栓形成和心源性血栓等。在颅神经病变中最常见的是缺血性视神经炎。有学者报告 4 例肺变应性肉芽肿性血管炎患者均有神经、肌肉和皮肤受损表现。心血管系统累及主要为心包炎、心包积液、心律失常、传导阻滞、心肌梗死、高血压和心力衰竭等。有学者回顾 50 例已知死因的肺变应性肉芽肿性血管炎中有近一半患者死于心力衰竭和(或)心肌梗死。消化系统主要表现为嗜酸性粒细胞增多性胃肠炎和坏死性血管炎,临床表现为腹痛、腹泻、腹水、血便、肝大,也有报道发生小肠坏死、溃疡和穿孔等。结肠炎也是本病特征之一,在临床上类似溃疡性结肠炎,活检标本可见黏膜下嗜酸性粒细胞浸润和坏死性肉芽肿。泌尿系统典型病变为局灶性肾小球肾炎和伴有肉芽肿性结节的坏死性血管炎。临床上可有血尿、蛋白尿、肾功能损害等。感觉器官的眼结膜浸润、角膜溃疡、视网膜梗死、失明、听觉丧失等。此外在临床上还可有关节痛、贫血和淋巴结肿大等症状。

五、实验室检查和其他检查

肺变应性肉芽肿性血管炎患者的外周血清中发现嗜酸性粒细胞、ECP、可溶性 IL-2 受体、血沉及 C-反应蛋白的增高,常伴贫血,外周血嗜酸性粒细胞计数常>1.5×10^9/L,比例>10％,血清总 IgE 增高,2/3 的患者抗中性粒细胞胞浆抗体(ANCA)滴度明显升高,多为 P-ANCA,有助本病的诊断(如使用皮质醇激素治疗时可不增高)。支气管肺泡灌洗液(BALF)中嗜酸性粒细胞明显增高,胸腔积液及心包积液表现为渗出液,低糖含量,嗜酸性粒细胞含量明显增高。

50％～70％的患者胸部 X 线表现异常,最多见的是为双肺的,多灶性的,多见于外周的斑片状渗出影,变现多样,在肺变应性肉芽肿性血管炎的不同阶段均可见肺渗出影,其病理基础是嗜酸性粒细胞的肺泡、肺间质浸润,有时可呈双肺小结节样改变,亦可表现为弥漫性的双肺间质性浸润,病变常呈短暂游走性,少数出现胸腔积液,双侧肺门淋巴结增大。有 90% 的患者胸部 CT 异常,CT 可示双侧的不规则的毛玻璃样或小片状肺实变渗出影,过度充气的肺泡,纵隔淋巴结肿大,小叶间隔增厚,并可见支气管壁的增厚,其增厚多认为是继发于支气管哮喘的慢性气道炎症。

在薄层 CT 肺部表现可分为 3 类:①胸膜下的肺实变影,按叶分布,形成原因是累及中、小血管的坏死性血管炎引起的出血;②小叶中心型血管周围渗出影,血管壁增厚,血管周围见毛玻璃样阴影,原因是血管炎症和血管周围的细胞浸润;③多发的大结节,大结节周围见毛玻璃样阴影,其病理改变是出血性中心性的肉芽肿伴周围的嗜酸性粒细胞和巨细胞浸润。小叶间隔增厚的原因,除了炎症细胞的浸润,肺变应性肉芽肿性血管炎累及心肌、心包积液引起循环障碍、肺间质水肿也起一定作用。

受累组织活检标本可见嗜酸性粒细胞浸润、肉芽肿性血管炎和坏死性血管炎等特征性病变改变。

六、诊断

肺变应性肉芽肿性血管炎的诊断主要依靠临床症状、高嗜酸性粒细胞血症和全身性血管炎的组织学改变。

有学者提出诊断本病的三个标准:①支气管哮喘;②外周血嗜酸性粒细胞计数 $>1.5\times10^9/L$;③累及两个或更多肺外器官的全身性血管炎。

1990 年美国风湿病学会基于对 20 例肺变应性肉芽肿性血管炎患者的观察,制定了两套肺变应性肉芽肿性血管炎与其他血管炎相区别的诊断方案。

在第一套具有高度特异性和传统格式的诊断方案中,描述了以下 6 条标准:①哮喘;②周围嗜酸性粒细胞增多,白细胞分类计数 $>10\%$;③多发性单神经病变;④鼻窦病变;⑤非固定性肺浸润;⑥活检证实血管外嗜酸性粒细胞增多。满足 4 条或以上,即可诊断为肺变应性肉芽肿性血管炎。结果敏感性为 85%,特异性为 99.7%。

另一套方案更为灵敏,包括需同时满足 3 条标准:①哮喘;②周围嗜酸性粒细胞增多,白细胞分类计数 $>10\%$;③除哮喘和药敏外的过敏史。这一方案的敏感性为 95%,而特异性为 99.2%。

七、鉴别诊断

根据肺变应性肉芽肿性血管炎的不同临床阶段有不同的鉴别诊断。

(一)多动脉炎

结节性多动脉炎和肺变应性肉芽肿性血管炎同属系统性坏死性血管炎,肺变应性肉芽肿性血管炎的临床表现和血管组织活检与结节性多动脉炎有许多相似之处,但结节性多动脉炎发病率男性为女性的2.5～4倍,多见于40～50岁患者,一般无哮喘或过敏性鼻炎史,结节性多动脉炎无嗜酸性粒细胞组织浸润和外周血嗜酸性粒细胞增高,ANCA很少阳性,部分与乙型肝炎病毒感染有关,在血管壁可查见HBV病毒表面抗原(HBSAg)。结节性多动脉炎的血管炎病变主要累及中等及小口径肌动脉,也可累及小动脉和小静脉,因血管壁内弹力层破坏,在狭窄处近端因血管内压力增高,血管扩张形成动脉瘤(或称假性动脉瘤),而肺变应性肉芽肿性血管炎主要累及小动脉、小静脉,很少见微动脉瘤形成。累及肾脏肺变应性肉芽肿性血管炎以坏死性肾小球肾炎为特点,而结节性多动脉炎以肾血管炎及肾血管性高血压,肾梗死和微动脉瘤为表现。临床上有非特异性的全身症状,肾最多受累,亦常累及心脏、消化系统、肝脏、中枢神经系统、皮肤,但肺部浸润性病变较少见,治疗上除使用皮质激素外,需加用环磷酰胺等免疫抑制剂。

(二)韦氏肉芽肿

韦氏肉芽肿病变主要累及上、下呼吸道和肾脏,较少累及胃肠道、神经、心脏组织,而肺变应性肉芽肿性血管炎也常累及上呼吸道,但较少见鼻窦炎、鼻炎伴鼻黏膜溃疡,鼻中隔穿孔性鼻出血等病变。典型的肺部侵犯表现为多发性、双侧性、结节性空腔浸润。肾脏受累是韦氏症的一个最重要的临床特征,表现为血尿、蛋白尿、管型尿、肾功能不全、肾病综合征、高血压,病理学表现为局灶性、节段性肾小球肾炎伴或不伴新月体形成。韦氏症的典型病理改变为小动静脉的坏死性血管炎伴血管内或血管外肉芽肿形成,ANCA(大多为C-ANCA)在疾病活动期多为阳性,治疗主要是皮质激素和环磷酰胺。

(三)显微镜下多血管炎

显微镜下多血管炎是从结节性动脉中分支出的一类系统性坏死性血管炎疾病,Chapel Hil会议将其分类为属于小血管的血管炎。主要累及毛细血管、微小动静脉。常呈亚急性起病,表现为发热、咯血、关节痛、肌痛、体重减轻等全身症状,数周或数月少数可持续至数年后出现全身血管炎症状,几乎 100% 累及肾脏,表现为局灶性节段性坏死性肾小球肾炎,如不经治疗可迅速进展为肾衰竭,半数以上患者累及到肺,表现为程度不同的肺出血,弥漫性肺泡出血引起的Ⅰ型呼吸衰竭是死亡的常见原因之一,多数患者的P-ANCA阳性,病理活检肾脏和皮肤组织表现为局灶性节段性坏死性小血管炎,血管壁多种炎症细胞浸润,但无肉芽肿的形成,治疗主要是皮质激素和环磷酰胺,但有较高的复发率。

八、治疗

皮质醇激素和免疫抑制剂,特别是环磷酰胺的使用,大大地提高了肺变应性肉芽肿性血管炎患者的5年生存率,激素是肺变应性肉芽肿性血管炎的一线治疗药物,大多数情况下,可单用激素治疗。皮质激素的起始冲击剂量可达 1 g/d 甲基泼尼松龙,1～3 天后减量至 1 mg/(kg·d) 的泼尼松口服,加用 CTX 0.6 g/m² 静脉推注每月 1 次或1～2 mg/(kg·d)口服,肺变应性肉芽肿性血管炎经治疗后的 5 年生存率可达 90%。肺变应性肉芽肿性血管炎一般对激素的治疗反应较好,过敏症状和高嗜酸性粒细胞血症迅速得到好转,大多数病例可获得缓解,一般在治疗后 1 月内血沉可降至正常,ANCA 并不一定与疾病的严重程度平行,治疗好转时外周血和痰中嗜酸性粒细胞明显下降。随后可开始激素减量,但哮喘仍需小剂量激素维持,10～15 mg/d。在随访中发现有将近 1/4 患者出现血管炎的复发,复发前多先有外周血嗜酸性粒细胞的增高。

其他免疫抑制剂:环磷酰胺,静脉给药或口服给药的方式目前仍有争议,但口服给药的毒副反应发生率较高,可用于肺变应性肉芽肿性血管炎的复发,用于对皮质激素无反应的患者和一些严重的坏死性血管炎患者可改善预后,但也可带来一些毒副反应如膀胱出血、膀胱纤维化、骨髓抑制、性腺抑制、感染等,出血性膀胱炎的发生率随剂量的累积而增加,但也可发生在仅 100 mg 的剂量。在有肾功能不全的患者 CTX 的剂量必须相应地减小,有报道在 CTX 治疗 4～6 月后,用骁悉或硫唑嘌呤替代治疗取得不错效果。有其他一些治疗方法的报道如血浆置换疗法,免疫球蛋白治疗,疗效均未肯定。有学者曾报道在一组对皮质激素治疗无效的患者进行 α-干扰素治疗,使用 300～1 000 万单位剂量,每周治疗 3 次,接受 α-干扰素患者获得临床好转,并能停用 CTX,减少皮质激素的用量,结果提示 α-干扰素可作为一些难治性肺变应性肉芽肿性血管炎患者的辅助治疗,但值得注意的是该药可引起心律失常、缺血性心脏病、心肌病等不良反应。

九、预后

大多数肺变应性肉芽肿性血管炎患者经治疗后预后较好,治疗后的 5 年生存率可达 62%～79%。有学者通过对 96 例患者的多因素分析发现心肌和胃肠道严重受累与预后不良和死亡密切相关。单因素分析显示,蛋白尿($\geqslant$1 g/d)和哮喘-血管炎发病间隔时间短与预后不良有关。无肾功能不全、胃肠道、心脏累及的患者绝大多数可长期存活。

参 考 文 献

[1] 杨晓东.现代临床呼吸病诊治[M].北京:中国纺织出版社,2021.

[2] 赵庆厚.现代呼吸病的诊断治疗进展[M].北京:中国纺织出版社,2020.

[3] 马育霞.呼吸科医师处方手册[M].郑州:河南科学技术出版社,2020.

[4] 何朝文.新编呼吸内科常见病诊治与内镜应用[M].开封:河南大学出版社,2020.

[5] 欧阳新平,何平平,王阳.急性呼吸道传染病防治手册[M].北京:科学出版社,2021.

[6] 武蕾.呼吸系统疑难重症中西医基础与临床[M].北京/西安:世界图书出版公司,2020.

[7] 李冠华.呼吸内科临床诊疗[M].哈尔滨:黑龙江科学技术出版社,2020.

[8] 郑彩霞.呼吸病的诊疗和预防[M].北京:科学技术文献出版社,2020.

[9] 常静侠.呼吸内科常见疾病新规范[M].开封:河南大学出版社,2021.

[10] 陈荣昌.呼吸与危重症医学[M].北京:中华医学电子音像出版社,2020.

[11] 杨汀.慢性呼吸疾病康复临床操作路径[M].北京:人民卫生出版社,2020.

[12] 席家宁,姜宏英,等.实用呼吸与危重症康复病例精粹[M].北京:清华大学出版社,2020.

[13] 胥杰,董燕丽,陈峰,等.常见呼吸内科疾病诊断与治疗[M].哈尔滨:黑龙江科学技术出版社,2021.

[14] 柳光远.呼吸内科疾病诊断与治疗[M].北京:北京工业大学出版社,2020.

[15] 许人.呼吸系统疾病病例分析[M].长春:吉林大学出版社,2020.

[16] 李圣青.呼吸危重症临床实践手册[M].上海:复旦大学出版社,2021.

[17] 包红.呼吸内科疾病诊疗与进展[M].北京:科学技术文献出版社,2020.

[18] 刘敬才.呼吸内科疾病诊断与治疗[M].北京:科学技术文献出版社,2020.

[19] 刘琳.呼吸系统疾病诊疗实践[M].北京:科学技术文献出版社,2020.

[20] 马雨霞.临床呼吸系统疾病诊疗规范[M].北京:中国纺织出版社,2021.

[21] 顾文超.实用临床呼吸内科学[M].天津:天津科学技术出版社,2020.

[22] 顾玉海.实用呼吸内科治疗学[M].天津:天津科学技术出版社,2020.

[23] 侯栋.实用呼吸病诊疗精要[M].长春:吉林科学技术出版社,2020.

[24] 王勇,张晓光,马清艳,等.呼吸内科基础与临床[M].北京:科学技术文献出版社,2021.

[25] 姜波.实用呼吸疾病诊断与治疗[M].哈尔滨:黑龙江科学技术出版社,2020.

[26] 赵娜.实用呼吸内科技术与临床[M].长春:吉林科学技术出版社,2020.

[27] 冯梅,吴颖.漫话呼吸科疾病[M].北京:人民卫生出版社,2021.

[28] 荣磊.呼吸科常见病诊断与防治[M].南昌:江西科学技术出版社,2020.

[29] 林卫涵.呼吸系统疾病诊治与重症监护[M].北京:科学技术文献出版社,2020.

[30] 张晓菊.呼吸系统疾病诊治技术与临床实践[M].北京:科学技术文献出版社,2021.

[31] 任江.新编呼吸系统疾病诊断与治疗[M].长春:吉林科学技术出版社,2020.

[32] 刘海.呼吸内科临床诊治思维与实践[M].天津:天津科学技术出版社,2020.

[33] 何权瀛.呼吸内科诊疗常规[M].北京:中国医药科技出版社,2020.

[34] 屈庆会.现代呼吸病诊疗与重症监护[M].天津:天津科学技术出版社,2020.

[35] 门翔.呼吸内科常见病救治学[M].天津:天津科学技术出版社,2020.

[36] 牛莎,余嗣崇.布地奈德联合尼美舒利治疗急性上呼吸道感染的效果及对炎性指标影响[J].临床医学工程,2021,28(12):1665-1666.

[37] 夏风飞,孙振棣,王新安,等.两种肺动脉压测量方法在急性中高危肺栓塞介入治疗中的临床价值对比研究[J].介入放射学杂志,2021,30(7):657-661.

[38] 彭贵平,洪涛,梁敏,等.床旁心肺超声在心力衰竭合并肺水肿患者中的应用[J].中国现代医生,2021,59(22):136-139.

[39] 张鹏,李珍,许月丽,等.沐舒坦雾化吸入辅助治疗老年慢性支气管炎的效果及对其T淋巴细胞水平的影响[J].中国现代药物应用,2020,14(16):144-146.

[40] 肖海浩,汤春梅,张琳,等.有肺结核病史患者咯血的病因及临床分析[J].分子影像学杂志,2020,43(4):615-620.